國家古籍出版

專項經費資助項目

全漢三國六朝唐宋方書輯稿

顧問　余瀛鰲

廣濟方

唐·李隆基　撰
范行準　輯佚
梁　峻　整理

中醫古籍出版社
Publishing House of Ancient Chinese Medical Books

圖書在版編目(CIP) 數據

廣濟方 /(唐) 李隆基撰；范行準輯佚；梁峻整理. —北京：中醫古籍出版社, 2019.2
(全漢三國六朝唐宋方書輯稿)
ISBN 978-7-5152-1472-6

Ⅰ. ①廣…　Ⅱ. ①李…②范…③梁…　Ⅲ. ①方書-中國-唐代　Ⅳ. ①R289.342

中國版本圖書館 CIP 數據核字 (2017) 第 090886 號

全漢三國六朝唐宋方書輯稿
廣濟方　唐·李隆基 撰
范行準 輯佚　梁峻 整理

策劃編輯　鄭　蓉
責任編輯　黄　鑫
封面設計　韓博玥
封面插圖　趙石濤
出版發行　中醫古籍出版社
社　　址　北京東直門内南小街 16 號 (100700)
印　　刷　北京博圖彩色印刷有限公司
開　　本　850mm×1168mm　32 開
印　　張　8.875
字　　數　55 千字
版　　次　2019 年 2 月第 1 版　2019 年 2 月第 1 次印刷
印　　數　0001~3000 冊
書　　號　ISBN 978-7-5152-1472-6
定　　價　36.00 圓

序

在國家古籍整理出版專項經費資助下，《范行準輯佚中醫古文獻叢書》十一種合訂本于二〇〇七年順利出版。由於經費受限，范老的輯稿没有全部整理付梓。學界專家看到這十一種書的輯稿影印本後，評價甚高，建議繼續籌措經費出版輯稿。有人建議合訂本太厚，不利于讀者選擇性地購讀，故予改版分册出版（其中包括新整理本）。

中國醫藥學博大精深，存留醫籍幾近中華典籍的三分之一。究其原因，昔秦始皇焚書，『所不去者，醫藥卜筮種樹之書』。漢興，經李柱國和向歆父子等整理，《漢書·藝文志》收載方技（醫藥）類圖書，分醫經、經方、房中、神仙四類，二〇五卷，歷經改朝换代、戰事動蕩，醫籍忽聚忽散，遭受所謂『五厄』『十厄』之命運。然而，由於引經據典是古人慣常的行文方法，所以『必托之于神農黄帝而後能入説』。前代或同代醫籍被他人引用、注明出處便構成傳承的第一個環節。唐代醫學、文獻學大家王燾就是這個環節的楷模。正是由於這個引用環節的存在，爲輯佚奠定了基礎，即一旦被引用的醫籍散佚，還可以從引用醫籍中予以輯録，這是傳承的第二個環節。范行準先生集平生精力，輯佚出全漢三國六朝唐宋方書七十一種。其中毛筆小楷輯稿五十八種一二二册，鋼筆輯稿十三種十三册。除其中有人已輯佚出版或輯稿内容太少外，本套書收載的是從未面世的輯佚稿計二十多種，十分珍貴。爲方便今人理解，特邀專家爲每種書作解題，同時也適度包含考證考異内容，前後呼應，以體現這套叢書的相對整體性。

輯稿作爲珍貴的資源，一是因爲它靠人力從大量存世文獻中精審輯出包括今人不易看到的内容。以《删繁方》爲例，該書有若干内容引自《華佗録袟》，不僅通過輯稿可以看清《删繁方》原貌，而且據此還可以看到《華佗録袟》的部分内容。這不僅對當今學術的古代溯源循證具有重要價值，對未來學術傳承也具有重大意義。二是雖然輯稿不一定能恢復原書全貌，或辨清原書作者、成書年代等項仍存在大量需要考證考異的問題，但正是這些不完善之處，却給後世學者提出了有學術研究價値的問題，如《華佗録袟》冠名華佗，而華佗因不與曹操合作遇害，留存文獻本就不多，即使存世的華佗《中藏經》，時至今日仍有爭議，那么，《華佗録袟》的眞正作者是誰？輯稿提供的線索對進一步考明其眞相也有意義。

范老輯稿大多依據唐代文獻學家王燾《外台秘要》中著録的引用文獻出處輯出，但又不是全部，部分學術内涵還有《醫心方》《華佗録袟》等古文獻著録的線索。以此爲例，王燾原創的方法正是胡適先生所謂『歷史觀察方法』的學術源頭實例，也是文藝復興以來科學研究强調觀察和實驗兩個車輪之一。所謂觀察，不是針對一時一地的少量事物，而是大樣本長時段的歷史性觀察。天文學的成果就是通過這種方法取得的。中醫學至今還在使用這種方法。所謂聚類，本來是數理統計學中多元分析的一個分支，但用在文獻聚類中也是行之有效的方法。因爲中醫的藏象學説本身就是取類比象，其辨證也多采用類辨、象辨等方法，再説《周易·系辭》早就告誡人們『方以類聚』，聚類思想當然也是中醫藥學優秀文化傳統。梁峻教授申請承擔國家軟科學研究計劃『中醫歷史觀察方法的聚類研究』（2009GXQ6B150），圍繞文獻的引用、被引用以及圖書散佚、輯佚等基本問題，運用聚類原理，應用計算機技術，從理論到實踐，闡述了中醫學術傳承中的文獻傳承范式，揭示了歷史觀察方法的應用價值。

輯稿既然在文獻傳承中具有關鍵作用，二〇一五年，經中醫古籍出版社積極響應，以《全漢三國六朝唐宋方書輯稿》爲題，又申請到國家古籍整理出版專項經費。以此爲契機，項目組成員重振旗鼓，經共同努力，將二十種散佚古籍之輯稿，重新整理編撰爲二十册，并轉换成繁體字版，以便於台港澳地區以及日本等國學者參閱。值此輯稿即將付梓之際，本人聊抒感懷以爲序！

中國中醫科學院中國醫史文獻研究所原所長、
榮譽首席研究員、全國名中醫

余瀛鰲

戊戌年初秋于北京

原序

追求健康長壽是人類共同的夙願。秦皇漢武雖曾尋求過長生不死之藥，然而，死亡却公平地對待他們和每一個人。古往今來，人類爲延緩死亡、提高生存質量付出過巨大努力，亦留下許多珍貴醫籍。其承載的知識，乃是人們長期觀察積累、分析判斷、思辨應對的智慧結晶，并非故紙一堆，有可利用的一面。

醫籍損毁的人爲因素少。始皇不焚醫書，西漢侍醫李柱國和向歆父子對醫籍都進行過整理，但由於戰亂等各種客觀原因，醫籍和其他典籍一樣忽聚忽散，故有『五厄』『十厄』等説。宋以前醫籍散佚十分嚴重。就輯佚而言，章學誠認爲，自南宋王應麟開始，好古之士踵其成法，清代大盛。然輯佚必須辨僞，即甄别軼文僞誤、訂正編次錯位、校注貼切，否則，愈輯愈亂。

已故著名醫史文獻學大家范行準先生，生前曾在《中華文史論叢》第六輯發表《兩漢三國南北朝隋唐醫方簡録》一文。該文首列書名，次列書志著録，再次列撰人，最後列據輯諸書，將其所輯醫籍給出目録，使讀者一目了然。由於種種原因，范行準先生這批輯稿未能問世。近年，范行準先生之女范佛嬰大夫多次與筆者商討此批輯稿問世問題，筆者也曾和洪曉、瑞賢兩位同事拜讀輯稿并委托洪曉先生撰寫整理方案，雖想過一些辦法，均未果。去年，經鄭蓉博士選題、劉從明社長批準上報申請出版補貼，國家古籍整理出版規劃領導小組成員余瀛鰲先生斡旋得以補貼。于是，由余先生擔任顧問，筆者與洪曉、曉峰兩位同事分工核實資料，撰寫解題，劉社長和鄭博士負責整理編排影印輯稿，大家共同努力，終于使第一批輯稿得以問世。

本次影印之輯稿，精選晉唐方書十一種二十冊，上自東晉《范東陽方》，下迄唐代《近效方》，多屬未刊印之輯複者。各書前寫有解題，説明考證相關問題、介紹内容梗概、提示輯稿價值等。其中，《删繁方》《經心録》《古今録驗方》《延年秘録》之解題由梁峻撰寫，《范東陽方》《集驗方》之解題由李洪曉撰寫，《纂要方》《必效方》《廣濟方》《産寶》《近效方》之解題由胡曉峰撰寫。爲保持輯稿原貌，卷次闕如、内容散漫者，仍依其舊。所收《刪繁方》一書，雖作者謝士泰生平里籍考證不詳，但其内容多引自佚書《華佗録袟》，該書存有中醫理論在古代的不同記載，如皮、肉、筋、骨、脈、髓之辨證論治方法等。現代著名中醫學家王玉川先生曾提示筆者要重視此書的研究，筆者亦曾研讀，并指導幾位研究生從不同角度開展工作，多有收穫。

范行準先生之輯稿，均很珍貴，具有重要的文獻與研究價值。此次影印出版，定名爲《范行準輯佚中醫古文獻叢書》，其他輯佚图書將陸續影印出版。筆者相信，輯稿影印本問世，對深入研究晉唐方書必將産生重要作用。欣喜之際，謹寫此文爲序。

梁　峻

二〇〇六年夏於北京

#《廣濟方》解題

（胡曉峰）

《廣濟方》爲唐玄宗李隆基撰。成書於開元十一年（公元七二三年）。《唐會要·卷八十二》載：『開元十一年九月七日，親制廣濟方頒示天下。』天寶五年（公元七四六年）唐玄宗又詔令天下，敕郡縣長官從《廣濟方》選取一些常用的藥方公佈於村坊要路口，以便藥方普及應用。《全唐文·卷三十三》記有刊《廣濟方》詔：『朕頃所撰《廣濟方》，救人疾患，頒行已久，計傳習亦多。猶慮單貧之家，未能繕寫，閭閻之内，或有不知。倘醫療失時，因致横夭，性命之際，寧忘惻隱。宜令郡縣長官，就《廣濟方》中逐要者，於大板上件録，當村坊要路榜示。仍委采訪使勾當，無令脱錯。』《舊唐書·玄宗紀》有『頒上撰廣濟方於天下，仍令諸州各置醫博士一人』的記載。以上文獻中多次出現『親制』『朕頃所撰』『上撰』等字樣，表明此書應爲玄宗李隆基組織編撰而成。《新唐書·藝文志》載：『玄宗開元廣濟方五卷』，此書應以五卷爲是。

范行準輯佚本據《外台秘要》《醫心方》《經史證類大觀本草》《千金方》輯成。分卷，條文下標明佚文出處，有校勘注文。除不同版本相互校勘的注文外，還有許多注文闡述范氏觀點。例如卷四：吃力伽丸方『白蜜前志沫』，范氏注云：『前志沫疑爲煎去沫之誤。』

范氏分卷，卷一：傷寒、天行、諸黄、瘧、嘔、諸痰飲、脾胃病、噎、癖結、消渴、風癇、風毒、頭風、脚氣，收方劑七十八首。卷二：心腹脹、咳嗽、肺脹、上氣、癖、痃癖、諸癥、氣癭、喉痹，收方劑六十首。卷三：求子、妊娠、産難、産後、雜病，收方劑五十九首。卷四：霍亂、九種心痛、寒疝腹痛、賁豚、骨蒸、白虎、勞傷、諸痢、五痔、諸蟲、諸淋、膀胱急妨、小便不通、中惡、蠱毒、墮傷，收方劑一〇三首。卷五：癧瘍風、白癜風、眼、耳、齒、口、咽喉、瘰癧、瘻、癰疽、漆瘡方、月蝕瘡、疣贅疵黑子、滅瘢痕、丁腫、恶瘡、瘑瘡、疥癬、蟲傷，收方劑一〇四首。卷六：疝、金創，收方劑三首。卷十：溫瘧，收方劑二首。最後有『廣濟方未分卷』，收録没有標明卷數的佚文，主要有面皯、頭風、生髮、小兒等，收方劑四十三首。全書收録方劑四五〇余首，較馮漢鏞所輯《廣濟方》方劑數量多出一倍左右，足見内容之豐富。

今人馮漢鏞輯《廣濟方》，二〇〇余方，不分卷，無校勘注文。從書中注明的佚文出處看，馮氏系自《外台秘要》《醫心方》《政和經史證類備用本草》《千金方》《普濟方》《鷄峰普濟方》《肘後方》《蘇沈良方》中輯出。

目録

序例

藥品

紫衣一長髮也大觀本草卷十三陳藏器本草拾遺紫衣條葉五十三

石荊一名水荊主長髮大觀本草卷十四本草拾遺石荊條葉五十五

廣濟方卷一

傷寒

麥奴丸療傷寒五六日以上不解熱在胸中口噤不能言唯欲飲水爲敗傷寒醫所不療方

麻黃去節　大黃　芒消　竈突中墨　黃芩各一分　麥奴　梁上塵　釜底墨各一分

右八味擣篩蜜和如彈丸以新汲水五合研一丸病者渴欲飲水但極飲冷水不節升數須臾當寒寒訖汗出則愈若日移五丈不汗依前法服一丸以微利止藥勢盡乃食當冷食以除藥勢一名黑奴丸小麥黑勃名爲

麥奴是也外臺秘要卷一葉三十八右方原出古今錄驗云廣濟同

療傷寒因食勞復頭痛壯熱梔子湯方

梔子十四枚擘 香豉一升綿裹 葱白一握切 粟米三合 雄鼠屎兩頭尖者二七枚燒令煙絶末○案原脫兩至者四字據宋本臺本補

右五味以水八升煮取二升三合去滓內鼠屎分三服服別相去如人行六七里須利內芒消五分忌麵炙肉蒜等物外臺卷二葉四十一

天行

天行壯熱煩悶發汗麻黃湯方

麻黃五兩去節 葛根四兩 梔子二七枚擘 葱白一升切 香豉一升綿裹

右五味㕮咀以水八升先煮麻黃葛根三兩沸去沫內諸藥煎取二升五合絞去滓分為三服別相去如人行五六里更進一服不利覆取汗後以粉粉身忌風及諸熱食外台卷三葉四

療天行惡壯熱食則嘔逆前胡湯方

前胡一兩 麥門冬三兩去心 竹茹二兩〇桒茹原作茹據幽齋本改 橘皮一兩

甘草一兩炙 生薑二兩 生地黃四兩切

右七味切以水七升煮取二升三合絞去滓分溫三服服如人行六七里進一服忌海藻菘菜蕪荑熱麵豬犬肉油膩外台卷三葉二十二

療天行壯熱欬嗽頭痛心悶前胡湯方

前胡　升麻各八分　貝母　紫菀各六分　石膏十二分，碎，綿裹　麥門冬八分，去心　杏人三十枚，去尖皮兩人　竹葉切，一升　甘草二分，炙

右九味切，以水八升，煮取二升五合，絞去滓，分溫三服，相去如人行六七里進一服，不吐利，差。忌海藻、菘菜、油膩、猪魚等。

療天行肺熱欬嗽，喉有瘡，地黃湯方

生地黃切，一升　升麻　玄參　芍藥　柴胡　麥門冬去心，各八分　貝母六分　竹葉切，一升　白蜜一合

右九味切，以水九升，煮取三升，絞去滓，內蜜，再上火乃盥

三沸，含咽其汁，勿停中間，不妨食，不利，忌蕪荑、熱麪、猪
犬肉、油膩。

療天行後，乍寒乍熱，昏昏不省覺，胸下痛，百節骨痛，欬不
能下食，集口舌乾生瘡，紫胡湯方

紫胡八分 升麻六分 芍藥六分 黄芩六分 甘草五分 石膏十二分，碎，綿裹○案：裹原作裏，據宋本改 生麥門冬六分，去心 葱白十分○案：原作半八，據宋本、四庫本改 香豉六合，綿裹 生薑六分 竹葉切，一升，洗

右十一味，切，以水九升，煮取二升五合，絞去滓，分溫三服，服別相去如人行六七里，進一服，不吐不利。忌海藻、菘菜、熱麪、油膩。外臺卷三第二十八

療天行熱氣惡寒頭痛壯熱大小便澀柴胡散方

柴胡八分 茵蔯十分 青木香十分 黃芩八分 土瓜根十分 白鮮皮八分 梔子人十分擘 大黃二十四分 芒消十二分

右九味擣為散，平辰空肚以新汲水服五六錢七，少時當一兩行微利。○案：一，原作三，據宋本醫心方本改。利後煮蔥豉稀粥食之，熱如未歇，明辰更服四錢七，熱歇停藥。忌熱食、豬犬肉、油膩等。

療天行惡寒壯熱頭痛大小便赤澀不下食飲柴胡湯方

柴胡七分 茵蔯七分 大黃十二分別漬 升麻七分 梔子四枚擘 芒消四分湯成下 芍藥七分 黃芩十二分

右八味切以水四㪷先漬少時藥猛火煮取一㪷五合
分溫三服、別相去如人行六七里喫一服以快利爲
度第二服則利更不須服之忌熱食炙肉蒜粘食外臺卷三
葉三十五
至三十六

療患天行熱氣差後勞發頭痛如初病者鼠矢湯方
雄鼠屎三七枚熬末湯成下 乾葛二兩 梔子十四枚擘 蔥白一㪷 豉八合
右五味切以水三㪷煮取一㪷七合去滓內鼠屎末分
溫二服、別相去如人行六七里微汗內消不利忌如
藥法

療患數日復勞發者枳實湯方

療疫氣○案原作屠蘇酒辟疫氣據與⋯本改令人不染溫病及傷寒歲旦屠蘇酒方○案屠蘇酒三字原作飲之二字據與⋯本改

大黃 桂心各十五銖○案原脫五字據與⋯本補 白朮十銖 桔梗十五銖○案原脫五字據與⋯本補 菝葜 蜀椒十五銖汗○案原脫五字據與⋯本補 烏頭三銖炮○案原作去皮據與⋯本改

右七味○案原作八味因蜀椒下原有防風一兩故也 㕮咀○案㕮咀原作切據與⋯本改 絳囊盛○案絳囊原作袋據與⋯本改 以十二月晦日日中○案日下原脫日字據與⋯本補 懸沈井中令至泥○案泥原作底據與⋯本改 正月朔日平曉出藥○案日原作旦據與⋯本改 置酒中屠蘇之○案置原作⋯ 煎數沸據與⋯本改 於東向戶中飲之○案東上原有于字據與⋯本刪 屠蘇之飲先從小起多少自在一人飲一家

枳實三枚炙梔子十四枚擘葱白切一升香豉半升鼠屎二七枚

右五味以水一斗煮取二升五合分溫三服別相去

如人行六七里進一服內消不利忌如藥法外臺卷三一葉四十三

諸黃

療五種黃方

丁香七枚瓜蒂七枚赤小豆七枚

爲散取暖水一雞子許和一錢匕服之忌諸熱食醫心方卷

十治黃疸方第廿五葉三十六案右方外臺卷四葉十七擬急引之文異藥同例不重錄

療急黃身如金色瓜蒂散方

赤小豆二七枚丁香二七枚黍米二七枚瓜蒂二七枚麝香

無恙○案恙原作瘥據與寅本改下同一
家飲一里無恙飲桑酒
三斗朝還置井中○案三上原有
特字還下原有澤字並據與寅本刪若能飲
歲飲○案原脫若二字據與寅本補可代
世無病○案可下原脫代字據與寅本補
當家內外井○案外下原有當字據與寅本刪
皆悉著藥辟溫氣也
忌豬肉生蔥桃李雀肉等○案原脫忌至等十字據與寅本補
辟溫氣太乙流金散方○案辟溫二字原作流金並原脫方字並據與寅本改補
雄黃三兩 雌黃二兩研入○案原作六兩並原脫研入二字並據與寅本改補 礬石一兩燒
鬼箭羽一兩○案原作一兩半據與寅本改
羖羊角二兩炙屑○案羖原作羚二兩上原有燒字又原脫炙屑二字並據與寅本刪補

薰陸香等分別研入○案原脫入字據與寅本補 青布二方寸燒為灰

右七味擣篩為散飲服一錢匕則下黃水其黃則定忌

生冷熱麵粘食陳臭等 一方止三味 外臺卷四葉十八下

療黃疸遍身面悉黃小便如濃梔子汁茵陳丸方

茵陳四兩 黃芩三兩 枳實二兩炙 大黃三兩

右四味擣篩蜜丸空腹以米飲服如梧子二十丸日二

服漸加至二十五丸微利為度 忌熱麵蒜蕎麥粘食陳

臭物 一方有朴硝三兩 外臺卷四葉二十三上

療癧黃身面眼俱黃小便如豉汁色茵陳散方

茵陳四兩 白鮮皮三兩 栝樓四兩 黃芩三兩 梔子四兩 芍藥三兩

全漢三國六朝唐宋醫方 西夕室

右五味擣篩為散 ○案擣原作濤下並脫為散二字擣與本補 三角俘臺
盛一兩 ○案囊字作袋擣與本字改 帶
心前并門上戶 ○案前下原有排字擣與本刪 若逢大疫之
年月朔日 ○案月初日原作以月旦擣與本改 青布裹一刀
圭中庭燒之溫病人
亦燒熏之 外臺卷四葉二至三 案右二方原作附後擣與本改與本本又云並出第一卷中

青木香三分 柴胡三分 枳實三分炙 黄連三分 紫雪八分 土瓜根三分 大青三分 大黄十分

右十四味擣篩為散煮茅根飲待冷平旦空腹以茅根飲服五錢匕一服少間一兩行微利利後煮稀葱豉粥食之利多以意漸減常取微洩利通一兩行為度差止忌猪肉冷水魚蒜粘膩及諸熱食 外臺卷四葉二十六

瘧

療瘧常山散方

常山五分 牡蠣二分 蜀漆一分

右三味擣篩為散一服二錢匕和井華水煮米半合頓

服少間則吐、訖則差忌生葱生菜及諸菓子生冷油膩等物

療瘧常山湯方

常山三兩

右一味切以漿水三升浸經一宿煎取一升欲發前頓服之後微吐差止忌生葱生菜（外臺卷五葉二集右方　醫心方引文稍異錄如左）

療瘧方

恒山三兩

以漿水三升浸經一宿煎取一升欲發前頓服之微吐差亡无所禁忌（醫心方卷十四治諸瘧方第十三葉二十八下）

全集三國六朝唐宋醫方

嘔

療卒乾嘔不息方

破雞子去白吞中黃數枚則愈

又方

生葛根絞取汁服一升

又方

甘蔗汁溫令熱服一升日三服一云甘草汁外臺月卷六葉三十八右三

方原並出第三卷中今入此卷

療嘔噦不止橘皮湯方

橘皮一升 生薑八兩 甘草二兩炙 枇杷葉四兩炙令香熟去毛○案原作四

兩拭去毛蜜炙
據醫心方本改
右四味切以水五升煮取二升五合絞去滓分溫三服
每服相去以人行六七里進一服內消忌海藻菘菜。案
原脫進至消五字
據醫心方本補 外臺卷六葉三十九
療呃逆不能多食方
訶梨勒三兩去核熬。案熬
原作煨據醫心方本改
右一味擣為散蜜和丸空腹服二十丸日二服以知為
度利多減服無所忌。案右方大觀本草
引之文稍異並錄以左
治呃逆不能食
訶梨勒皮二兩去核熬為末蜜和丸以左梧桐子

大空亡服二十九日二服大觀本草卷四訶梨勒條葉九上

療嘔逆不下食腹中氣逆豆蔻子湯方

豆蔻子七枚碎 生薑五兩 人參一兩 甘草一兩炙

右四味切以水四升煮取一升五合去滓分溫二服相去如人行五六里進一服內消不利。案原脫進至利七字據醫寧本補

忌海藻菘菜

療兩脅下妨嘔逆不下食柴胡湯方

柴胡八分 茯苓八分 橘皮六分 人參六分 厚朴八分炙 桔梗六分

紫蘇五分 生薑十六分 訶梨勒七枚去核煨 甘草五分炙

右十味切以水八升煮取二升五合絞去滓分溫三服

服別相去如人行六七里進一服不吐利忌海藻菘菜醋物猪肉等

療患身體煩疼頭痛喫食嘔逆不得食柴胡湯方

柴胡十分 茯苓八分 枳實八分炙 白朮八分 生薑八分合皮切 麥門冬八分去心 甘草六分炙

右七味切以水六升煮取二升三合絞去滓分溫三服每服相去如人行六七里忌海藻菘菜酢物桃李雀肉熱麪炙肉油膩

療虛熱嘔逆不下食食則煩悶地黃飲子方

生地黃汁六合 蘆根一握 生麥門冬一升去心 人參八分 白蜜三合

橘皮六分 生薑八分 一方云 生薑汁一合

右七味切以水六升煮取二升去滓下地黃汁分溫三服次人行四五里進一服不利忌蕪荑生冷麵炙肉蒜麵豬肉蒜粘食

療煩熱嘔逆不下食食則吐出麥門冬湯方

生麥門冬三兩去心 青竹茹三兩 茅根五兩 甘草一兩炙 生薑五兩

人參一兩

右六味切以水七升煮取二升五合去滓分溫三服次人行六七里進一服不吐利忌海藻菘菜 外臺卷六葉四十三至四

五十

療脾胃中冷氣每食即嘔吐方

人參二兩 甘草一兩生炙 橘皮一兩半炙 葱白三兩 生薑三兩

切以水七升煮取二升三合絞去滓分溫三服忌生冷油膩猪魚海藻醫心方卷九治嘔吐方第十六葉二十九至三十

療吐酸水每食則變作醋水吐出檳榔散方

檳榔十六分 人參六分 茯苓八分 橘皮六分 蓽撥六分

右五味擣篩爲散平旦空腹取生薑五大兩合皮擣絞取汁溫內散方寸匕攪調頓服之日一服漸加至一匕半若利多減以微通洩爲度忌酥物生冷油膩猪魚等

○案右方醫心方引之文有異並錄次左

療吐酸水每食即變作酸水吐出方

檳榔人分十六 人參分六 伏苓分八 橘皮分六 畢撥分六

擣篩為散平晨空腹取生薑五兩大合皮擣絞取汁溫內散方寸匕攪調頓服之日一服漸加至一匕半若利多減以微通泄為度忌生冷油膩猪魚等 醫心方卷九治噫酢方第十五

葉二十八

療常吐酸水脾胃中冷茯苓湯方

茯苓分十二 橘皮分十二 白术分八 人參分六 桂心分六 甘草分八炙 紫蘇分十 生薑分十二 檳榔七枚合及子碎 ○案原脫合至碎四字據[illegible]本補

右九味切以水九升煮取二升半絞去滓分溫三服每

服了人行七八里未好如老三兩日更服一劑老小取微

利忌生葱酢物桃李雀肉海藻菘菜

療嘔吐醋水結氣築心白术散方

白术八分　茯苓六分　吴茱萸四分　橘皮六分　蓽撥四分　厚朴八分炙

檳榔十分　人參六分　大黃十分

右九味擣篩爲散空腹煮薑棗湯服方寸匕日二服漸

加至二匕半覺熱服少飲食三兩口壓之忌酢物桃李

雀肉等

療心頭結氣連胷背痛及吐醋水日夜不止茯苓湯方

茯苓四兩　厚朴四兩炙　橘皮二兩　白术二兩　生薑十兩

右五味切以水九升煮取二升七合絞去滓分温三服
每服相去如人行七八里須利加檳榔末一兩半湯調服
熟時内之甚妥穩三日服一劑頻服五六劑可則停忌
酢物桃李雀肉等一方有吳茱萸人參各二兩
外臺卷六葉四十八至四十九

療背膊氣脹滿喫食心下妨虚熱脚手煩疼渐羸瘦不能
食四肢無力枳實丸方
枳實六分炙　犀角四分　前胡四分　青木香八分　麦门冬八分去心　赤茯
苓八分　黄芩六分　芍藥六分
右八味擣篩為末蜜和丸如梧子以飲空腹下二十丸

个渐加至三十丸日二服不利忌生冷热面油腻炙肉
酢蒜
疗胸胁满塞（心胁背撮痛）走注气闷宜服此柴胡汤方
柴胡六分 当归六分 青木香六分 犀角屑六分 槟榔十个（合子碎） 鳖甲（炙） 枳实（炙）各四分 碎 三分 甘草二分（炙）
右六味切以水七升煮取二升半绞去滓内麝香末分温三服如人行四五里进利为度忌海藻菘菜生菜热面荞麦猪鱼蒜
疗胸胁间伏气不下食胁下满柴胡汤方
柴胡三两 枳实三两（炙） 生姜三两 白术三两 甘草一两（炙） 槟榔七个（合子）

杏口 紫菀 肥棗 合 子 仁 十枚

三分 橘皮 各 未 詳 字 未 補

右六味切以水六升煮取二升去滓分温二服服別

相 去如人行六七里進一服 小 利 以 弱 人 微利禁生冷菘菜腥海藻菘

菜桃李雀肉等 外 臺 卷七 第四 十三至四十四

療心頭痰積宿水嘔逆不下食前胡丸方

前胡 白朮 甘草炙五分各 旋復花 一兩 人參各三分

參 麥門冬去心各六分 枳實炙 大黃各四兩

右九味擣篩蜜和爲丸如梧子大空肚以酒下二十丸

漸加至三十丸日再服不利忌桃李雀肉海藻菘菜熱

麪炙肉魚蒜粘食生冷等物

療心脅中痰積氣噎嘔逆食不下方

柴胡　橘皮各六分　茯苓十分　人參　麥門冬去心　雞蘇各八分

生薑分　仁二十　檳榔人四分末　湯成下

右八味切以水八升煮取二升五合絞去滓分溫三服服別相去如人行七八里進一服未差三日更服一劑以利為度忌酢物生冷油膩粘食外臺卷八葉三上

諸淡飲

療飲氣淡膈○案淡原作痰據宋本外臺本改　食則嘔吐方

茯苓八分　橘皮六分　甘草炙四分　生薑八分　雞蘇六分　人參四分

右六味切水五升煮取一升五合去滓分温二服服别相去如人行六七里進一服不利忌海藻菘菜酢物外台卷八葉二十六至二十七脾胃病

療脾胃氣微不能下食五内中冷時微下痢方

白术八兩神麴末五兩熬香○案原脱熬香二字據幽實本補甘草二兩炙切○案原脱切字據幽實本補乾薑二兩枳實二兩炙

右五味擣篩蜜和丸空腹温酒服如梧子二十丸日二服漸加至三十丸腹中有痛加當歸二兩忌熱麵海藻菘菜桃李雀肉等外台卷八葉三十二至三十三

主脾胃中热消渴小便数骨肉日漸消瘦方

黄連　麥门冬各十二分去心　苦參　栝樓　知母　茯神
土瓜根各八分　人參　甘草炙各六分
右九味擣篩蜜和丸每食後少時煮蘆根大麥飲服如
梧子二十丸日二服漸加至四十丸不利忌海藻菘菜
猪肉冷水酢等物
主胃氣冷弱食則吐逆從朝至夜不得食食入腹則脹氣
滿急大便出飯粒飯如故帶酸氣而羸瘦計日漸困者方
吳茱萸二兩　白朮三兩　人參　乾薑　甘草炙　五味子各二
兩　麴末　麥蘗末各五合熬令黄色○案原脫熬至色四字據宋本暨亨本補　厚朴
一兩　桂心一兩半

右十味擣篩為散空腹煮生薑湯服方寸匕一日三服

漸加至二匕忌生葱桃李雀肉海藻菘菜外臺卷八葉三十三至三

十四

噎

療噎胸滿每食氣噎通氣湯方

半夏洗 生薑各六兩 橘皮 桂心各三兩切

右四味切以水八升煮取二升五合絞去滓分溫三服

服相去如人行六七里服忌羊肉生葱餳外臺卷八葉四十三

癖結

療癖結心下硬痛巴豆丸方

巴豆三枚　杏人七枚　大黃如鷄子大　檮篩蜜丸空腹以飲服如梧子七丸日一服（醫心方卷九治癖食方第八葉十二十上）

療膈上熱膈下冷日西身体熱疼噎食不下夜臥不安方

苦參六兩　龍膽五兩　夕藥四兩　黃連六兩　栝樓四兩　青葙子五兩　大黃二兩　黃芩四兩　枳殼二兩（冥○案殼當是殼之誤）　芒消二兩

檮篩蜜丸每食後以飲服丸如梧子十四丸日二（醫心方卷九治上氣熱下逆不食方第十二葉二十六）

消渴

療脾胃中虛熱消渴小便數骨肉日漸消瘦方

麥門冬去心十二分　苦參粉八分○案原脱栝字據宋本幽寧本補　栝樓八分

知母八分　茯神八分　土瓜根八分　甘草六分炙　人參六分

右八味擣篩蜜和丸每食少時煮蘆根大麥飲服以梧

子二十丸日再漸加至三十丸不利○案原脱不利二字據宋本幽寧本補

忌海藻菘菜豬肉大酢　外甚五卷十一葉十至十一

療口乾數飲水腰腳弱膝冷小便數用心力即煩悶健忘

方

麥門冬去心十二分　牛膝六分　龍骨八分　土瓜根八分　狗脊六分

茯神六分　人參六分　黃連十分　牡蠣六分熬碎　山茱萸八分　菟絲子

十二分酒漬一宿○案菟原作兔據幽寧本改　鹿茸八分炙

右十二味擣篩為末蜜和丸每服食後煮麥飲服如梧子二十丸日二服漸加至三十丸不利○案原脫不利兩字據宋本醫學本補忌生菜熱麵豬牛肉蒜粘食陳臭酢物等

療消渴口苦舌乾方

生麥門冬五兩去心○案原脫生字據宋本醫學本補　茅根切一升○案原脫切字據宋本醫學本補　栝樓切三兩　烏梅十顆去核　小麥三兩　竹茹一升切○案原脫切字據宋本醫學本補

右六味以水九升煮取三升去滓細細含咽分為四五服忌熱麵炙肉外臺卷十一葉十一至十二

療消渴肌膚羸瘦或虛熱轉筋不能自止小便數方

栝樓六分 黄連六分 漢防已六分 鉛丹研六分

右四味擣篩為散每食後取酢一合水二合和服方寸匕日三服當強忍飲水須臾惡水不復飲矣外臺卷十一葉十一上右

千金出肘後 出廣濟同

療消渴兼氣散方

栝樓三兩 石膏三兩研 甘草三兩炙○案原脫炙字據宋本補 甘皮二兩

右四味擣篩為散食後煮大麥飲服方寸匕日二夜一服漸加至二匕不利○案原脫不利二字據宋本與寧本補 忌熱麪海藻菘菜

療消渴麥門冬湯方

生麥門冬二兩去心 茅根切二升 栝樓五兩 生薑五兩 蘆根切二

升 石膏碎六兩 白小麥二升（案右藥次第據宋本[redacted]改）

右七味切，以水二斗煮取六升，去滓，一服一升，渴即任

意飲，未差更作。不利。外臺卷十一葉二十六上

黃連丸主消渴方

黃連丸主消渴方一斤去毛 生地黃十斤

右二味，擣絞地黃取汁，漬黃連，出暴之，燥復內之，令汁

盡乾，擣之，下篩，蜜和丸如梧子，服二十丸，日三服，食前

後無在口（案服食至在五字據熙宋本補）亦可散，以酒服方寸匕，日三

服。若更令作，即差止。忌豬肉、蕪荑。外臺卷十一葉二十五右方亦出文仲

倉公當歸湯主賊風口噤角弓反張身體強直方

當歸 細辛 防風各六分 獨活三分 麻黃十分去節 附子四分炮去皮

右六味切以清酒八升水四升合煮取四升分為四服口不開者挍口下湯一服當蘇再服小汗三服大汗忌豬肉生葱外臺卷十四第十七右 云本出千金云廣濟同

療風著口面喎語不多轉方

生地黃汁一升 竹瀝一升 獨活切三兩

右三味相和煎取一升頓服之未正更進藥一劑無所

已上外臺卷十四葉二十七上

療風失音不得語方

羌活十分　甘草炙　人參二分　荊瀝　竹瀝　生地黃汁各二升

大附子一枚炮八分

右七味切諸藥內三汁中煎取一升六合去滓分溫二服未差四五日更進一劑取微利忌熱麵海藻菘菜猪肉冷水蕪荑魚蒜粘食外臺卷十四葉二十九上

療卒風口面僻半身不隨不轉竹瀝湯方

竹瀝三升　防風　防己　升麻　桂心　芎藭　羚羊角屑各二兩　麻黃四兩去節

右八味切以水四升合竹瀝煮取二升半分為三服三

日服一劑常用忌生葱外臺卷十四葉三十四右云原出千金云廣濟同

療偏風麻子湯方

大麻子一升淨擇水漬一宿 麻黃去節 防風 生薑 橘皮 荊

芥 芎藭各三兩 桂心二兩 石膏五兩碎綿裹 竹葉洗 葱白各一

握 豉心一合 蜀椒三十枚汗去目 杜仲五兩 獨活四兩

右十五味切以水二斗煮麻子令芽出去滓取一斗先

煮麻黃三沸去沫內諸藥煎取三升去滓空腹頓服之

盡令覆取汗以粉粉身勿衝風此藥補必不虛人然不

利有患風痱及大風者不過三四劑忌生葱生菜熱麵

下二方，入千金翼卷十七中風下

蕎麥猪魚笋一切陳臭物

療偏風不隨服補麻子湯後次服枳實丸方

枳實炙　防風　羌活　人參　羚羊角屑各六分　甘菊花

乾葛　薏苡人　桂心各四分　茯苓　升麻　黃連

乾地黃各八分

右十三味擣下篩蜜和丸爲以酒空腹服如梧子二十

丸加至三十丸日再忌生葱酢物猪肉冷水蕪荑生菜

熱麵蕎麥雜魚蒜笋陳臭物外臺卷十四第三十九至四十葉

療癱瘓風及諸風手足不隨腰脚無力方

驢皮膠五兩炙令微起

右一味先煮葱豉粥一升別貯又香豉二合以水一升煮豉去滓內膠更煮六七沸膠烊以餳投服之及煖喫前葱豉粥任意多少以喫令人嘔逆服頓三四劑即止風並秃忌熱麵炙猪肉魚蒜○案大觀本草圖經引此方文有異今並錄於左

療攤緩風及諸風手脚不遂腰脚無力者

驢皮膠炙令微起先煮葱豉粥一升別貯又以水一斗煮香豉二合去滓內膠更煮六七沸膠烊以餳投服之及煖喫前葱豉粥任意多少以冷喫令人嘔逆頓服三四劑即止禁如藥法 大觀本草卷十六阿膠條圖經引 葉十一

療熱風癱瘓常發者方

羌活二斤　穀子一升五合水中取沉者

右二味擣篩爲散酒服方寸匕日三服稍加之無忌外臺卷十四葉三十六至三十七

療風邪狂亂失心安神定志方

金銀薄各一百和合　石膏研　龍齒研　鐵精研　地骨白皮

茯神　黃芩　生乾地黃　升麻　茯苓　玄參

人參各八分　虎睛一具微炙　牛黃　生薑屑各四分　麥門冬十分去心

枳實炙　甘草炙　葳蕤　芍藥各六分　遠志去心　栢子人

白鮮皮各五分

右二十四味擣篩爲散以蜜和爲丸食訖少時煮生枸杞根汁服如梧桐子二十丸日二服漸加至三十丸不利忌熱麵海藻菘菜蕪荑炙肉酢蒜粘食陳臭油膩外臺卷十五

療熱風驚悸安心久服益年鎮心丸方

茯神　人參　龍齒研　牡蠣　石膏研　黃芩　茯苓

麥門冬去心八分　銀屑研二百　虎睛一具炙　松實各六分　白斂　玄參　芍藥　葳蕤　甘草炙各六分　生薑二分

右十七味擣篩蜜和丸每食訖少時以飲服如梧子十五丸○（○字據熙寧本刪）漿子下至有大日二服漸漸加至三十丸不利

忌海藻菘菜醋蒜麺粘食陳臭等物外臺卷十五葉十一至十二

療心虛熱風上衝頭面心係急時〻驚而股煩腰膝冷邪氣發神不定犀角丸方

犀角屑 防風 人參 升麻 防葵 檳榔人各五分

青木香 光明砂研 牛膝炙八分 龍齒炙 鐵精研各六分

露蜂房炙 銀箔三分研細

右十三味擣篩蜜和爲丸如梧子酒下二十丸至二十五丸日再服不利忌生血物熱麺蕎麥炙肉葵蒜粘食等

外臺卷十五葉十六

風癇

療癎疾積年不差得熱即發水銀丸方
水銀（紙裹鍊）　麥門冬（去心）　烏蛇脯（炙）　鐵精（研）　乾地黃（各八分）
龍角（研）　人參　防風　子芩　升麻（各六分）　熊膽（研四分）
右十一味擣篩蜜和丸如梧子食後以生驢乳汁下二十丸漸漸加至三十丸日再不利忌蕪荑生菜熱麵蕎麥炙肉蒜粘食（外臺卷十五 葉二十三）

療風癎卒倒嘔沫無省覺方
麻黃（去節）　大黃　牡蠣（熬）　黃芩（各四兩）　寒水石　白石脂
石膏（研）　赤石脂　紫石英　滑石（研各八兩）　人參　桂心（各二兩）　蛇蛻皮（炙一兩）　乾薑（研六兩）　甘草（炙三兩）

右十五味擣篩為散八兩一薄以絹袋盛散藥用水一卄五合煑取一薄取七合絞去滓頓服之日一服一方水二卄煑散方寸匕取一卄去滓服之少小百日服一合熱多者日二服三五日一服無得本方無麻黃龍齒蛇蛻皮忌海藻菘菜生葱熱麵小蒜青者猪肉蒜臊粘食

又方

吊藤皮 麻黃去節各二分 龍齒六分研綿裹 銀一斤 寒水石 梔子擘 知母 石膏碎綿裹 杏人去兩人皮尖研各十二分 升麻十分 子芩十四分○葉原作十分據四淨本補 蛇蛻皮炙七寸 蚱蟬四枚去足翅炙 柴胡十分 芍藥 沙參各八分 生葛汁五合一本七合 牡牛黃如大

豆粒十枚煎成研下之

右十九味切以水六升洸竹瀝二升合煮取二升四合後去滓內杏人脂葛汁容於微火煎攪不停手令餘二升三合成三四歲一服二合五六歲一服二合半日再服稍增兒若大便澀者加大黃十分慎熱麵炙肉魚蒜粘食油膩冷水　外臺卷十五葉二十五

風毒

療風毒發即眼睛疼腳從中指疼連肘邊○案從原作縱據延寧本改掣心裏悶○案裏原作裹據延寧本改　兩肋脹少氣力喘氣急欲絕不能食黃耆丸方

黄耆　黄連各七分　防風　甘草各五分　五加皮　白鮮皮　枳實各四分　升麻　車前子　苦參各　麥門冬去心　葶藶子熬　巨勝各六分

右十三味擣篩蜜和丸如梧子空腹以酒浸大豆下二十丸漸加至三十丸日二服不知增之忌海藻菘菜豬肉冷水熱麵炙肉蕎麥 外臺卷十五 葉二十七

頭風

療熱風頭旋心悶衝風起即欲倒方

麥門冬去心　山茱萸　茯神　苦參各八分　地骨皮　署蕷　人參　蔓荊子　沙參　防風　芍藥　枳實六

大黃各六分 甘菊花 前胡各四分

右十五味擣篩蜜丸每食訖少時以蜜水服如梧子大二十丸日二漸加至三十丸不利忌酢物熱麵炙肉蒜猪肉魚粘食

療頭面熱風頭旋眼澀項筋急強心悶腰脚疼痛上熱下冷健忘方

肉豆蔻十顆去皮 人參 犀角屑 枳實炙各六分 黃連 白朮 大黃各八分 甘草炙 苦參 旋復花各四分 檳榔人十顆

右十一味擣篩蜜和丸如梧子以酒飲服二十丸漸加至三十丸日三服無問食前後服之不利忌生菜熱麵

蕎麥酒蒜猪肉海藻菘菜桃李雀肉等

療心虛感風頭旋心忪痰飲築心悶惛惛惚惚不能言語宜微吐痰此佳極重秦艽飲子吐方

秦艽　常山　人參　羚羊角屑各二兩　甘草三兩生用

右五味切以水六升煮取二升絞去滓分溫二服日再如人行四五里久進一服取快吐不利忌生菜生葱熱麵蕎麥猪肉魚海藻菘菜

貼頂膏療頭風悶亂鼻塞及頭旋眼闇皆主之方

草麻去皮　杏人去皮尖　兩人　石鹽　芎藭　松脂　防風

右六味等分先擣石鹽以下四種為末別擣草麻杏人

相次入訖即臘紙裹之有病者先灸百會三壯訖刮去
黑毛使淨作一帛貼子裁大於灸處塗膏以貼上兩日
三日一易之其瘡於後即爛破膿血出又帛貼之松烟
柿蔕灰者良一方用膿兼前七物相和 外臺卷十五葉三十八至三十
九右四方前三方並出第一卷中 推求方貼頂膏云出第三卷中今移入此卷

腳氣

療腳氣衝心悶洗腳漬湯方
糜穰一石内 釜中
右一味多煮取濃汁去滓内椒目一斗更煎十餘沸漬
腳三兩度如冷溫漬洗差止無所忌

療脚氣急上衝心悶欲死者方●

檳榔人三顆細末○案脱人字據外臺本補　生薑汁三合　童子小便二升新者不須煖

右三味攪頓服須臾下氣退若未全差更服最佳利三兩行無所忌

療脚氣心煩悶氣急臥不安方

半夏一升湯洗去滑　生薑八兩　桂心三兩　檳榔人一兩半末○案原脱人字據外臺本補

右四味切以水八升煮減半内檳榔人末並取二升八合絞去滓分溫三服、別相去如人行五六里進一服微利為度忌羊肉生蔥粘食餳等物○案原脱忌至物十字據外臺本補

療脚氣攻心悶脹腹滿氣急欲死者方

吴茱萸三升　木瓜切二合　檳榔二十顆碎　竹葉切二升

右四味以水一斗煮取三升分三服得快利即差忌生

菜熱麵蕎麥蒜等物

療腎氣虛風脚氣衝心痃氣下墜小便數膝冷腰疼時、

心悶氣急欲絶四肢無力射干丸方

射干六分　昆布八分洗　通草四分　犀角六分屑　杏人一分去皮尖熬　漢防

已八分　茯苓六分　青木香八分　旋復花四分　白頭翁四分　獨活六分

葶藶子八分熬

右十二味擣篩蜜和丸如梧子酒下二十丸漸加至三

十丸日再服不利空腹服煮檳榔桑根白皮下更佳忌生

菜熱麵蕎麥蒜炙肉粘膩醋物　外臺卷十八葉三十九至四十

心腹脹痛并鼓脹

療心腹脹滿臍下塊硬如石疼痛不止芍藥丸方

芍藥　當歸　白朮　鱉甲炙，各八分　訶梨勒十顆，去核，熬。○案：原脫熬字，據宋本、醫寧本補　人參各六分　豆蔻　雄原各四分　郁李人十分，去皮

右十味，擣篩，蜜和為丸，如梧子大，空肚以酒下二十丸，漸加至三十丸，日再服，不吐不利。忌生菜、熱麵、人莧。○案：人原作蒐，據醫寧本改　桃李、雀肉、蒜、粘食等物。

療鼓脹氣急衝心硬痛。○案：醫寧本無痛字　鱉甲丸方

鱉甲炙芍藥 枳實炙 人參 檳榔各八分 訶梨勒
大黃各六分 桂心四分 橘皮四分
右九味搗篩為末蜜和為丸空肚以酒服如梧子大二
十丸漸加至三十丸日二服微利為度忌生蔥莧菜炙
肉蒜麵等
療鼓脹氣急通草湯方
通草 茯苓 玄參 桑白皮 白薇 澤瀉各三兩
人參二兩 郁李人五兩 澤漆葉切一升
右九味切以水一斗煮取三升去滓分溫四服服別相
去如人行六七里進一服不利忌熱麵油膩黏食等

療鼓脹上下腫心腹堅強喘息氣急連陰腫坐不得仍下赤黑血汁日夜不停者茯苓湯方

茯苓二兩 防己一兩半 橘皮一兩 玄參一兩 黃芩一兩半 澤瀉一兩半 杏人二兩半，去尖皮兩人，熬。○案原脫兩人熬三字，據宋本補 白朮一兩半 大豆一升半 郁李人二兩半 桑白皮二兩半 澤漆葉切，一升 猪苓一兩半

右十三味，切，以水一斗先煮桑白皮、大豆、澤漆葉，取五升，去滓，澄去下淀，內諸藥，煎取二升，絞去滓，分三服。欬者加五味子二兩。停一日服一劑。忌酢物、桃李、雀肉、热麵、蒜、炙肉、粘食、油膩等。茯苓一云茯神 防己一云防風

療遠久心痛腹滿并淡飲不下食○案淡原作痰，據宋本監本改人參丸

方

人參 白朮 枳實（炙，各六分） 茯苓（八分） 厚朴（炙，六分） 青木香（六分） 橘皮（五分） 大黃（六分） 檳榔人（六分○案原脫人字，據宋本補）

右九味，擣篩，蜜和丸，空腹煮生薑棗湯下，如梧子二十丸，日二服，漸加至三十丸，不利。忌酢物、桃李、雀肉等。

療心腹脹滿柴胡厚朴湯方

柴胡 厚朴（炙，各十分） 茯苓 橘皮 紫蘇（各八分） 生薑（十二分） 檳榔（五分，末）

右七味，切，以水七升，煮取二升五合，絞去滓，分溫三服，服別相去如人行六七里，進一服，微利。忌酢物、生冷、油

膩粘食

療心腹脹滿腹中有宿水連兩肋滿悶氣急衝心坐不得

郁李人丸方

郁李人八分 牽牛子熬六分 甘遂熬四分 防葵三分 葶藶子

桑白皮 檳榔人各四分（○案原脫人字據宋本補） 橘皮 澤瀉二分

茯苓 澤漆葉炙 杏人去皮尖兩人熬各三分（○案原脫兩人熬三字據宋本監等本補）

右十二味擣篩蜜和丸空肚飲服如梧子五丸日二服

服別一丸（○案別一丸原作別十丸據宋本監本改） 微利為度忌酢物

生冷油膩粘麪魚肉蒜等

療患氣發心腹脹滿兩脇氣急紫蘇湯方

紫蘇莖一握 訶梨勒皮 當歸 生薑各八分 人參六分 檳榔十顆合子碎。案原脫合子碎三字據宋本臺本補 生地黃汁半升

右七味切以水六升煮六味取二升絞去滓下地黃汁分溫三服服別如人行四五里溫進一服利三兩行忌蕪荑生菜熱麵炙肉魚蒜粘食陳臭等 外臺卷七葉二十八至三十一

療腹內諸氣脹滿昆布散方

昆布 海藻 人參 玄參 橘皮 升麻各三兩

芎藭 桂心 乾薑各二兩 小麥一升大醋一升半漬之一宿出曝醋盡止

○案大醋原作米醋
據延享本宋本改

右十味擣篩為散，別擣小麥作散，合三味散一處，更擣千杵，酒服方寸匕，日三服，漸加至二匕，不利。忌熱麵、炙肉、生葱、蒜、粘食等物。

療冷氣薏苡人飯粥方

細伐薏苡人炊為飯，氣味欲勻如麥飯，煮粥亦好，致漿粥並任意，無所忌。

療氣蘇子粥方

蘇子不限多少，研為汁，作粥，依食法著葱、豉、薑，並得，無所忌。

療氣膀胱急妨宜下氣方

蕪荑擣和食鹽末令調以綿裹如棗大内下部久時
或下惡汁并下氣佳無所忌

療氣昆布臛法

高麗昆布一斤白米泔汁浸一宿洗去鹹味以水一
斗煮令向熟擘長三寸闊四五分仍取葱白一握二
寸切斷擘之更合熟煮令昆布極爛仍下鹽酢豉糝
調和一依臛法不得令鹹酸以生薑橘皮椒末等調
和宜食粳米飯粳米粥海藻亦依此法極下氣大効
無所忌

療心頭冷硬結痛下氣檳榔湯方
檳榔十顆合子碎○案本脱合子碎三字據宋本延寫本補 生薑二 青木香各三兩 橘皮 枳實炙 甘草炙 大黃各二兩
右七味切以水六升煮取二升半絞去滓分溫三服，服別如人行四五里進一服取微利忌生菜熱麵炙肉海藻菘菜等
療一切氣妨悶不能食檳榔丸方
檳榔七兩 芍藥五兩 枳實七枚炙 人參五兩 大青十六 青木香六兩 桂心四兩
右七味擣篩蜜和丸空腹服如梧子二十丸日再服漸

加至二十五丸微洩為度忌生菜熱麪炙肉蒜粘食生葱等物

療氣小芥子酒方

小芥子一升搗碎以絹袋盛好酒二升浸之七日空腹溫服三合日二服漸漸加之以知為度酒盡旋旋添之無所忌

療久患氣脹烏牛尿方

取烏牛尿空心溫服一小升日一服氣散則止無所忌（外臺卷七葉三十五至三十七）

療氣結築心胷脅悶痛不能喫食訶梨勒散方

訶梨勒四顆，炮，去核 人參二分

右二味，擣篩為散，以牛乳二升煮取三四沸，頓服之。分為二服亦得，如人行三二里進一服。無所忌。

療胷脅下利○案：原作"不利"，據宋本、延享本改腹中氣急妨悶半夏湯方

半夏一升，洗去滑○案：原脫"去滑"二字，據宋本、延享本補 生薑一斤，合皮切○案：原脫"合皮切"三字，據宋本、延享本補 桂心六兩 檳榔人二兩，末○案：原脫"人"字，據宋本、延享本補

右四味，細切，以水八升煮取二升四合，絞去滓，分溫五服，服別相去如人行六七里進一服，快利為度。忌羊肉、餳、生葱、油膩。

療胸脅妨○案原作妨悶損宋本監寧本刪胃中客氣大便苦難大黄丸方

大黄十二分 厚朴四分炙 枳實四分炙 芒消六分 杏人六分去皮尖兩人熬○案原脱兩人熬三字據宋本監寧本補 葶藶子四分熬

右六味擣篩蜜和丸空腹以飲服如梧子十丸日二服稍稍加以大便微調為度忌生冷油膩粘食外臺卷七葉四十一

欬嗽

療咽喉乾燥欬嗽語無聲音桂心散方

桂心三兩 杏人三兩去皮尖雙人熬擣

右二味擣篩為散以蜜和綿裹如棗大含之嚥汁日三

夜二匙生葱油膩 外臺卷九葉八下

療瘕嗽上氣喉中作水雞鳴 以上本書 呷嗽書墨丸方 伏神驗 萬年縣令席君懿送

書墨二分 甘遂二分 葶藶子二分 熬 前胡五分 大黄五分 巴豆仁二分 去心皮熬

右六味擣篩為散，巴豆葶藶別細研，蜜和丸如梧子，以白蜜漿清飲，旦空腹服三丸，人弱服二丸，則利水或吐。三日以後更進一服，還如上法，不過三服愈。以上十七 錄驗

療瘕嗽上氣喉中作水雞鳴 以上本書 禁生冷醋滑豬魚雞麵油酒冷水菘菜蘆筍。此藥宜春夏服之，有毒之藥宜從少起。外臺卷九葉十三右云據古今錄驗

五味子湯療逆氣欬嗽胸膈中寒熱短氣不足方

五味子一兩 前胡三兩 紫菀 甘草炙 桂心 生薑各二兩

棗三十枚擘 橘皮○案原作山茱萸三兩

右八味切，以水一斗煮取七升，絞去滓，服一升，日三夜三。忌生葱海藻菘菜。外臺卷九葉二十七右方原出古今錄驗云廣濟方用橘皮不用茱萸

療癥瘕欬吐膿血損肺方

人參二分 瓜蔕三分 杜蘅二分

右三味擣篩為散，平旦空腹以熱湯服方寸匕，當吐痰水惡汁一二升，吐已，復煮白粥食，淡水未盡，停三日更進一服。忌生冷油膩豬魚。外臺卷七葉三十六

療

療積年欬嗽膿血方

莨菪子　大棗一百顆，青州者

右二味，以水三大升，取馬糞燒火煎之，候令汁盡，取棗，早晨服一枚，日中一枚，日暮一枚，不覺，漸加，以口乾咽熱則以為度，不吐不利，忌鹽如前法。

療欬經年不差，氣喘欲絕，傷肺見血方

桑白皮五合，切　白羊肺一具，切　芍藥十二分　款冬花六分　茯苓十二分　貝母十二分　麥門冬六分　杏人六分，去尖皮，熬為脂　升麻十二分　生地黃汁一升　黃芩十二分　蜜一升

右十二味，切，以水一斗，煮取三升，去滓，內杏人脂、地黃

汁蜜等微火上煎沸，魚眼沸，攪勿停手，取二升二合，煎成，淨綿夾布濾，每食後含一合，日夜三四度，老小以意減之，微嚥含之佳。忌生冷、油、醋、麵、魚、蒜、蕪荑。外臺卷九葉三十九至四十上

療肺熱欬嗽，涕唾多稠，甘草飲子方

甘草炙六分　款冬花七分　豉心一合　生麥門冬八分去心　葱白一握

檳榔十顆合子碎　桔梗六分　地黄汁半升

右八味切，以水六升煮取二升，絞去滓，下地黄汁，分溫三服，如人行四五里進一服。不利，忌生菜、熱麵、炙肉、海藻、菘菜、魚、蒜、粘食、猪肉、蕪荑。外臺卷九葉四十至四十一

療咽喉乾燥，欬嗽，語無聲，桂心散方

桂心六兩　杏人五兩

擣篩，以蜜丸如棗大，含，細細嚥汁，日三夜二。忌生葱、油膩。醫心方治欬嗽

療肺氣不足寒從背起口如含霜雪語無聲音劇者吐血

苦參五味子湯方 亂

五味子三兩 大棗五十枚擘 桑根白皮一升 藁本二兩 鍾乳三兩碎 案0案原脫碎二字據證類本草補 款冬花二兩 雞蘇二兩

右七味切以水九升煮取三升分溫三服每服如人行七八里進一服不利0 案原脫不利二字據證類本草補 忌猪魚炙肉熱麵陳臭等物此方甚良

療肺氣不足逆氣胸滿上迫喉咽閉塞短氣連唾相屬寒從背起口如含霜雪語無音聲劇者唾血腥臭或歌或哭

乾嘔心煩耳聞風雨聲皮毛悴面白紫菀湯方

紫菀　五味子　生薑切合皮　白石英研綿裹　款冬花

桂心　人參各二兩　鍾乳碎綿裹○案碎原作研據幽齋本改　麥門冬去心

桑根白皮各三兩　大棗二十枚擘　粳米一合

右十二味切水一斗五升先煮桑根白皮粳米取九升

去滓內諸藥煎取三升去滓分溫三服每服相去如人

行七八里久嗽之不利○案原脫嗽之不利四字據幽齋本補　忌生葱熱麵

炙肉外甚老十葉八至九

肺脹

療患肺脹氣急咳嗽○案咳原作欬據幽齋本改　喘麤眠臥不得極重

恐氣欲絶紫菀湯方

紫菀六分 甘草八分炙 檳榔七枚 茯苓八分 葶藶子三合熬末湯成下口

紫菀原作炒 檳榔寧本改

右五味切以水六升煮取二升半絞去滓分溫三服每服如人行四五里久進之以快利爲度忌生葱菜熱麪海藻菘菜大醋蒜粘食外臺卷十第十

上氣

療上氣方

葶藶子五合熬紫色別擣如泥 桑根白皮切 大棗二十枚擘

右三味以水四升煮取一升絞去滓內葶藶子泥如棗

大煮之三分減一頓服以快利為度忌乃藥法外臺卷十第十九

療肺氣淡（案淡宋本作痰據巠寧本改）上氣〻急（案氣下宋本脫氣及字據巠寧本補）

欬方

紫胡五兩　五味子　橘皮　紫菀　貝母　杏人去尖皮兩人煮熬各三兩（案原脫去至熬七字據巠寧本補）麻黃四兩去節　甘草炙　黃芩各二兩

右九味細切擣令極碎每服取麥门冬一兩去心生薑半兩切竹葉一兩半以水二升五合先煮麥門冬生薑竹葉有一升五合內散二兩煎取一升二合絞去滓分二服平旦空肚服之一服日晚食消後服之每日作一劑不利（案原脫不利二字據巠寧本補）忌油麵猪大肉小豆粘滑酸

鹹海藻菘菜外臺卷十葉三十二案右方原出第三卷中今移入此卷中

療上氣肺熱欬嗽多涕唾方

白前八兩 生麥門冬十分去心 貝母 石膏碎綿裹○案原脫碎綿裹三字據照寧本補 甘草炙五味子 生薑各四 黃芩五 杏人四十顆去皮尖兩人者○案原脫去至者六字據照寧本補 淡竹葉切一升 白蜜一匙

右十一味切以水七升煮取二升七合後去滓內白蜜更上火煎三沸分溫三服每服如人行五六里須利三兩行湯成後宜加芒消八分忌熱麵炙肉油膩醋食海藻菘菜等○案原脫等字據照寧本補外臺卷十葉四十

療上氣欬嗽兼水氣癖氣方

葶藶子熬 貝母 桔梗 鱉甲炙 防葵各六分 白朮

茯苓 大戟 枳實炙各七分 紫菀 旋復花 杏人去皮尖熬

○畢原脫去至熬四字據聖惠本補 橘皮各四分 芫花二分 大黃十分 皂莢一分炙去皮子

右十六味擣篩蜜和為丸空腹以飲服如梧子五丸日二服漸漸加至十丸以微利為度忌桃李雀肉莧菜醋物猪肉陳臭等外臺卷十葉四十四

癖

療腹中癖氣方

牛膝八分 桔梗六分 芍藥六分 枳實炙八分 白朮六分 鱉甲炙八分

茯苓八分 人參六分 厚朴六分炙 大黄六分 桂心六分 檳榔六分 〇案原脱人字據熙寧本補

右十二味擣篩蜜和丸空肚温酒服丸如梧子二十丸日二服漸加至三十丸老小微利忌生冷油膩小豆粘食莧菜桃李雀肉大醋〔〇案原脱桃至大五字據宋本熙寧本補〕生葱猪肉

〔外臺卷十葉十至二〕

痃癖結心下硬痛巴豆丸方

巴豆三枚〔去心皮熬〕 杏人七枚〔去尖皮熬 〇案原脱心皮熬二字據宋本熙寧本補〕 大黄〔如雞子大〕

右三味擣篩大黄取巴豆杏人别擣如膏和大黄入蜜

和丸空肚以飲服如梧子七丸日一服漸加以微利下病為度忌生冷油膩小豆點豬魚蒜蘆笋等○案原脫小至等八字據宋本與寧本補　外臺卷十二葉三

痃癖

療痃癖氣兩脅妨滿方

牛膝十分　桔梗八分　芍藥八分　枳實八分　人參六分　白朮八分　鱉甲八分　茯苓八分　訶梨勒皮八分　柴胡六分　大黃十分　桂心六分

右十二味擣篩蜜和丸如梧子空肚酒飲及薑湯任服二十九日二服漸加至三十九利多即以意減之常取微通洩為度忌生硬難消油膩等物及莧菜桃李雀肉

猪肉、冷水、生葱。一方用五加皮，無人參。○案原脱桃至葱十字，據宋本、醫學本補。外臺卷十二葉八

療痃氣方

牛膝六分 芍藥六分 桔梗六分 枳實三分，炙 厚朴六分，炙 橘皮四分 茯苓六分 人參五分 蒺藜子五分，熬 訶梨勒六分，熬 柴胡六分 ○案原作八分，據宋本改 檳榔四分 大黄六分

右十三味，擣篩，蜜和丸，空肚煮大棗飲服如梧子二十丸，日再，漸漸加至三十丸，以利多少爲度。忌生硬難消物及油膩、猪肉、醋物。外臺卷十二葉九

療癥癖痃氣不能食兼虚羸瘦四肢常服方

牛膝六兩 生地黄九兩 當歸三兩 桂心四兩 茯苓六兩 ○案原作肉茯苓，據

改補

宋本脫寧本刪遠志三兩去心五味子五兩麴末五合熬令黃○案熬下原有炒字據

宋本脫寧本刪大麥櫱末一升五合熬黃○案此藥原次於茯苓之下據宋本移白朮

三兩人參三兩茯苓六兩一方三兩

右十二味擣篩為散空腹溫酒服方寸匕日二服漸加

至一匕半夏中煮生薑及檳榔飲下加麥門冬六兩不

利○案原脫不利二字據宋本脫寧本補此方甚宜久服令人輕健忌桃

李雀肉○案桃李雀肉原作牛肉二字據宋本脫寧本改生蔥蒜酢物牛犬

肉○案蒜至肉七字原作薤蒜等三字據宋本脫寧本改補外臺卷十二葉十

療腹中痃氣癖硬兩脅臍下硬如石按之痛腹滿不下食

心悶欬逆積年不差鼈甲丸方

鱉甲八分，炙 牛膝四分 芎藭四分 防葵四分，襄州者 ○案原脫襄州者三字，據宋本醫心方本補

大黃六分 當歸四分 乾薑四分 桂心四分 細辛四分 附子四分

甘草四分，炙 巴豆二七枚，去心皮，熬 ○案原脫去至熬四字，據宋本醫心方本補

右十二味，擣篩，蜜和丸，平旦空腹溫酒下，如梧子四丸，

日三服，漸加，以微利一兩行為度。忌海藻、菘菜、豬魚、牛

犬肉、生菜 ○案原脫海至菜十一字，據宋本醫心方本補 生葱、蘆筍 ○案原脫葱蘆筍

兩字，據宋本補 莧菜 外臺卷十二葉十七下

諸癥

療鱉癥，服白馬尿方 ○案醫心方無服白馬尿四字

白馬尿一升五合，溫服之，令盡，差 ○案醫心方卷十出鱉瘕方第九，葉十八同

又方

白馬尿一升 雞子三枚，破取白

右二味於鐺中煎取三合，空腹服之，不移時當吐出病

無所忌

療鼈瘕鼈爪丸方

鼈爪三分 附子炮，六分 麝香研，三分 半夏六分，湯洗十遍。○案原脫湯至遍四字，據宋本熙寧本補 生薑屑，四分 鼈甲炙，六分 防葵六分 郁李人八分。○案原作八合，據宋本改

右八味擣篩，蜜和為丸，如梧子，空腹肚以酒下二十丸

日再服，以知為度。忌生冷、油鹹、熱麪、蕎麥、陳臭、粘膩、羊

肉餳○案原脫油至餳十三字據宋本幽寧本補　猪肉莧菜外臺卷十二葉三十二

療米癥其疾常欲食米若不得米則胸中清水出方

雞屎一升　白米五合

右二味炒令取米焦搗篩為散用水一升頓服取盡少時即吐〻出癥如研米汁碎若無癥即吐白沫淡水乃憎米不復食之無所忌禁○案原脫禁字據宋本補

療米癥久不療羸瘦以至死方

葱白兩虎口切　烏梅三十枚碎

右二味以水三升宿漬烏梅使得極濃清晨啖葱白隨飲烏梅汁令盡頃之心腹煩欲吐即令出之三晨療之

機過

當吐去米瘕差無所忌 外臺卷十二葉三十三至三十四右二方原出范汪卷中

療食瘕病食葱差方

有一人食飯七升并猪（羊）脂餅齏 ○案宋本作齏 不論數因於道中過飢 ○案原作饑據宋本改 急食生葱須臾吐出一宍薄而圓 ○案宋原作竇據宋本改又案薄疑簿之誤 繞畔有口無數即以食投之立消是飯七升乃止吐此物後其人食病便愈此名食瘕無忌 外臺卷十二葉三十四案右方醫心方引之文稍異今並錄如左

療食瘕方

有人一食飯七斗并半猪餅蓋不論困苦飢於葱中過飢急即食生葱須臾吐出一宍薄而圓繞

畔口無數即以食投之立消盡飯七斗乃止吐出

物後其人食病便愈此名食癥無所忌 醫心方卷十治食癥

方第十五

葉二十二

療髮癥乃由人因食而入久即胸間有虫上下去來唯

欲得飲油方

油一升

右一味以香澤煎之大鑪鏾貯之安病人頭邊以口鼻

臨油上勿令得飲及傅之鼻面並令有香氣當叫喚取

飲不得與之必疲極眠睡其髮癥當從口出飲油人專

守視之并石灰一裹見癥出以粉灰手提癥抽出須臾

抽盡即是髮也初從腹出形如不流水中濃菜隨髮長
短形亦如之無忌○案右方醫心方引之文稍異並錄於左
療髮瘕唯欲飲油方
油一升
右香澤煎之大鉢貯安病人頭邊令口鼻臨油上
勿令得飲及傅鼻面並令香氣叫喚取飲不得必當
疲極眠睡髮瘕當從口出飲油人守視之并石灰
一裹見瘕出以灰粉手捉瘕抽出須臾油盡即是
髮也初從腹出形如不流水中濃菜隨髮長短形亦
如之醫心方卷十治髮瘕方第十一葉二十下

療背喉間覺有癥蟲上下偏悶葱豉食香此是髮蟲故也

方

油煎葱豉令香二日不食張口而卧將油葱豉置口

邊蟲當漸出徐徐以物引去之無所忌 外臺卷十二葉三十四至

三十五葉右方醫心方引之

文稍異今並録以左

療胸喉間覺有癥蟲上下偏悶葱豉食香此是髮蟲故

也

油煎葱豉置口邊行術二日不開食張口而卧油

煎葱豉以置口邊蟲當漸出徐徐拘物引去之無

所忌 醫心方卷十治髮瘕方

第十二葉二十一上

療蟲癥由嗜蟲在腹生長爲蟲癥方

故敗篦子一枚故梳子一枚

右二味各破爲兩分各取一分燒作灰末之又取一分以水五升煮取一升用頓服前末盡少時當病出無所忌外臺卷十二右方出千金云廣濟同

療蛟龍病三月八月近海及水邊因食生芹菜爲蛟龍子生在芹菜上食入人腹變成龍子須慎之其病發似癲面色青黃少腹脹狀如懷妊宜食寒餳方

寒食強餳三升。案原作粥餳據宋本監本改日三服之吐出蛟龍有兩頭及尾開皇六年又賈橋有人喫餳吐出蛟龍大驗。無忌。外臺卷十二葉三十七。案右方醫心方卷十治蛔瘕方第八卅金葉卅十八引千金方云，廣濟方同之，云治蛟龍病方：開皇六年，有人二月八月食芹得之，其病發似癲，面色青黃，服寒食強餳三升，日二，吐出蛟龍，有兩頭，大驗。

氣癭

療氣癭氣，胸膈滿塞，咽喉項頸漸麤，昆布丸方

昆布二兩，洗去鹹汁 通草一兩 羊靨二七枚，炙○案靨原作醫，七原作具，蓋據醫心方本補

海蛤一兩，研 馬尾海藻一兩，洗去鹹汁

右五味，蜜丸如彈子，細細含咽汁，無食許後。○案原脫無至後四字，據醫心方本補。

忌生菜、熱麵、炙肉、蒜、筍。

療冷氣，咽喉噎塞，兼癭氣，昆布丸方

昆布八分洗　乾薑六分　犀角六分屑　吳茱萸四分　人參八分　馬尾海藻四分洗　葶藶子四分熬○案原作六分，據此寧本改　杏人八分去皮尖熬

右八味擣篩，蜜丸如梧子，空腹以飲服。忌生冷、熱麵、炙肉、魚、蒜、筍、黏食。○案原脫"熱至筍黏食"七字，據此寧本補　黏食、陳臭等。餘忌同前。

療氣妨塞方

昆布三兩洗　菘蘿　通草　柳根須三兩近水生者

右四味擣篩，蜜丸如彈丸大，以海藻湯浸，細細含之，咽盡，勿停。忌舉重、生嗔、憂悲等。

療癭細氣方

昆布十二分洗 馬尾海藻十分洗 杏人八分去皮尖熬○案原脫去至熬四字據與寧本補 通草 麥門冬去心 連翹子各六分○案原脫子字據與寧本補

乾薑 橘皮各六分 茯苓八分 松蘿三分

右十味擣末以縑袋盛含之○案與寧本無擣至盛五字 乃以嚥微微嚼藥袋子汁出入咽中日夜勿停看○案原脫看字據與寧本補 有問荊加四分佳忌嗔及勞油膩粘食 外臺卷二十三葉六至七

喉痺

療喉痺急痰悶妨不通方

馬蘭根切一升○案程敬通云馬蘭疑是馬藺根 通草二兩 玄參三兩

右七味切以水八升煮取二升去滓細細含之咽一日令

盡得破膿慎熱麵炙肉蒜

痺喉痺方

馬藺子八分 牛蒡子六分

右二味搗為散每空腹以煖水服方寸匕漸加至一匕半日再 外臺卷二十三 第十四至十五

療咽喉中塞鼻中瘡出及乾嘔頭痛食不下方

升麻 通草 黃蘗 玄參各八分 麥門冬十分去心 竹茹 前胡各六分 芒硝十分

右八味切以水八升煮取二升五合去滓內硝温分三服、別乃人食頃自利去硝

又方

生雞子一顆開頭取白去黃著米酢拌煻火煨沸起（大觀本草作頓）

擘下沸定更三度成就熱飲酢盡不過一二即差（更下草有擘字）（外臺無）

卷二十三葉十八擘右方大觀本草

卷十九雞卵條葉五下

廣濟方卷三

求子

療無子令子宮内炙丸方

麝香二分研 皂莢十分塗酥炙削去黑皮子 蜀椒六分汗

右三味擣篩蜜丸酸棗人大以綿裹内產宮中留少綿線出覺憎冷不淨下多即抽綿線出却丸藥一月一度換之無問晝夜皆内無所忌

又方

蛇床子 石鹽 細辛 乾薑 土瓜根各四兩

右五味擣散取如棗核大以綿裹内子宮中以指進之

依準前法○案原脱準字據熙寧本補中間病未可必不得近丈夫

餘無所忌

療婦人百病斷絶緒產白薇丸方

白薇　細辛　厚朴炙　椒汗　桔梗　鼈甲炙各五分　防風

大黃　附子炮　石硫黃各六分研　牡蒙二分　人參　桑上寄

生各四分　半夏洗　白殭蠶　續斷　秦艽　紫菀

杜仲　牛膝　虻虫去翅足熬　水蛭各二分　紫石英研　朴消

桂心　鍾乳　當歸各八分

右二十七味擣篩蜜丸空腹溫酒服如梧桐子十五丸

日二漸加至三十丸不吐不利忌生冷油膩餳生血物

人莧生葱生菜猪肉冷水粘食陳臭○藥已上三方第一二兩方出本卷第三方出第二卷中今入此卷

外臺卷三十三葉五至六

坐導藥方

皂莢一兩炙去皮子 大黄 戎塩 礬石燒 當歸各二兩 五味子 砒霜三分 乾薑各三兩 细辛三兩 蜀椒汗二兩 葶藶子 苦瓠各三分

右十二味擣篩以輕絹袋子如中指許大長三寸盛之令滿内子門中坐任意勾行走急小便時即出之仍易新者一日當下青黄冷汁汁尽止即可幸御但有子若未見病出亦可至十日安之 外臺卷三十三葉七至八右方原出千金翼云一方又有砒霜三分 廣濟同

療

療虛久無子白薇丸方

白薇　牡蒙　藁本各五分　當歸　乾地黃各七分　芎藭

人參　柏子人　石斛　桂心　附子　五味子

防風　吳茱萸　甘草　牛膝　桑寄生各六分　薑黃

七分　禹餘糧八分　秦椒二分汗

右二十味擣篩蜜丸如梧桐子空腹酒下二十丸加至

三十丸日再服不利忌生葱生菜熱麵蕎麥豬肉葵菜

蕪荑蒜菜海藻粘食陳臭物等

療久無子斷緒少腹冷疼氣不調地黃湯方

乾地黃　牛膝　當歸各八兩　芎藭　卷柏　防風各六分

分桂心　牽牛子末各三分

右八味切以水六升煮取二升三合去滓分三服服別

和一分牽牛子末服如人行四五里更進一服以快利

止忌熱麵蕎麥炙肉生葱蕪荑蒜粘食等物　外臺卷三十三葉八

妊娠

主安胎胎痛漏肚肚痛方

當歸　芎藭各　阿膠炙〇案延年本无阿字　人參各一兩　大棗二十

枚擘

右五味切以水三升酒四升合煮取二升半分三服五

日一劑頻服三四劑無所忌　外臺卷三十三葉二十四

療婦人姙娠動胎腰腹痛及血下方

當歸三兩 葱白切一升 芎藭三兩 艾葉二兩 鹿角膠炙二兩 苧根三兩

右六味切以銀汁一斗煮取三升絞取淳內膠上火膠烊分三服服別相去如人行六七里未好差停一日更進一劑無所忌 外臺卷三十三葉二十六下

療婦人懷姙數傷胎方

鯉魚二斤一 粳米一升

右二味如法作臛少著鹽勿著葱豉醋食之甚良一月中頓三過作効安穩無忌 外臺卷三十葉二十八

療妊娠傷寒頭痛壯熱支節煩疼方

前胡 知母各三兩 石膏五兩 大青 黄芩 梔子各一兩

葱白一升切

右七味切，以水七升煮取二升三合，絞去滓，分三服，服

別相去如人行七八里，再服。不利。忌熱麵、羊肉。外臺卷三十三

葉千十二

九上

療婦人因損娠下血不止方

當歸 白龍骨 乾地黄各八分 地榆 阿膠 芍藥

乾薑各六分 熟艾四分 牛角䚡十分，炙令黄 蒲黄五分

右十味擣篩為散，空腹以飲服方寸匕，日二服，漸加至

二匕差止不吐利忌生冷油膩猪魚蒜蕪荑 外臺卷二十三葉二十九上

療落胎方

栝樓四兩 桂心五兩 牛膝三兩 瞿麥二兩

右四味切以水七升煮取二升三合去滓分三服〻別如人行八九里進之無忌

又方

一取牛膝六七莖綿纏槌頭令碎深內至子宮頭忌生葱猪牛肉 外臺卷三十三葉四十一至四十二

産難

療難產三日不出者方

取死鼠頭燒作屑井花水服

又方

槐子十四枚蒲黃一合內酒中溫服須臾不生更服之

又方

吞生雞子黃三枚并少苦酒

又方

吞皂莢子二枚亦効（外臺秘要三十三葉六十一至六十二）

若日月未至而欲產者方

取夫衣帶五寸燒作灰酒服立下外臺卷三十三葉六十二右子死出

集驗云廣濟同

療子死腹中又妊兩兒一兒活一兒死令腹中死者出生者安此方神驗萬不失一

蟹爪一升 甘草二兩炙切 阿膠三兩炙

右三味以東流水一斗先煮二味取三升去滓內膠令烊頓服不能頓服分再服若人困拗口下藥入即活並藥宜東向竈以葦薪煮之外臺卷三十三葉六十七至六十八右子死出崔氏

療胞衣不出方

末竈突中土三指撮以水服之

又方

取夫單衣蓋井上立出

瘞胞衣不出方

取苦酒服赤朱一兩○朱本作赤朱 據照章本改

又方

雞子一枚苦酒一合和飲之即出

又方

當歸燒灰禳即出 外臺卷三十三葉六十九至七十

瘞胞衣不出并兒橫倒到死腹中母氣欲絕方

半夏洗二兩 白斂二兩

右二味擣篩服方寸匕小進一服横生二服倒生三服

兒死四服亦可加代赭瞿麥各二兩

療胞衣不出方

取炊單當戶前燒之一(外臺卷三十三第七十一右二方並出救急云廣濟同)

療胞衣不出令胞爛牛膝湯方

牛膝四兩 滑石八兩 當歸三兩 通草六兩 葵子一升 瞿麥四兩

右六味切以水九升煮取三升分三服忌牛狗肉

又方

澤蘭葉三兩 滑石五兩屑 生麻油二合

右三味以水一升半煮澤蘭取七合去滓内滑石生麻

油頓服之 外臺卷三十三葉七十一至七十二 右二方原出必效云廣濟同

產後

療婦人乳無汁方

以母猪蹄四枚治如食法以水二斗煮取一斗去蹄土瓜根通草漏蘆各三兩以汁煮取六升去滓內葱白豉如常法著少米煮作稀葱豉粥食之食了或身体微微熱有少許汗佳乳未下更三兩劑甚驗 外臺卷三十四葉三上 右方案大觀本草卷十八圖經引同葉三上

療乳癰大堅硬赤紫色衣不得近痛不可忍方

大黄 芍藥 楝實 馬蹄炙令黄 等分

右四味擣散酒服方寸匕覆取汗當睡著覺後腫處散

不痛經宿乃消百無失一明晨更服一匕忌衝風熱食

外臺卷三十四葉八下 右方未舉卷數

療產後血暈心悶不識人或神言鬼語氣欲絕方

荷葉二枚炙 蒲黃一兩 甘草二兩炙 白蜜一匙 地黃汁半升

右五味切以水三升煮取一升去滓下蒲黃蜜地黃

汁煖服立差

療產後心悶血氣衝上血暈羚羊角散方

取羚羊角一枚燒成灰末以東流水服方寸匕若未

差更服差 外臺卷三十四葉十二 右二方並未舉卷數

療産後三日遂腰疼腹中餘血未盡并手脚疼不下食生地黄湯方

生地黄汁升一　芍藥　甘草炙各二両　丹参四両　蜜一合　生薑汁半合

右六味切以水三升煮取一升去滓内地黄汁蜜薑汁微火煎一両沸一服三合日二夜三利一両行中間進食與藥更進服

療産後惡露不多下方

牛膝　大黄各八分　牡丹皮　當歸各六分　芍藥　蒲黄　桂心各四分

右七味擣散以生地黄酒服方寸匕日二血下止外臺卷三十四葉十四至十五右二行末缺卷數

療婦人產後血露不絶崩血不可禁止腹中絞痛氣息急

療蓐痛三十六疾方

亂髮燒灰 阿膠各二兩炙 代赭 乾薑各三兩 馬蹄一枚燒 乾地黄四兩 牛角鰓五兩炙○行準案鯢疑鰓之誤

右七味擣篩蜜和爲丸次梧桐子空腹以飲下二十五丸日二至四十丸良外臺卷三十四葉十六右方末擧卷數

療産後心背中煩悶血氣澀肋下妨不能食方

生地黄汁一升 當歸一兩末 生薑汁三合 酒五合 童子小便二升

右五味和煎三四沸去滓分服一日令盡間食服○集 醫心

方引此方文稍異、並舉如左

治產後心胷中煩悶血氣澁肋下坊不能食方

生地黃汁一升　當歸末一兩　清酒一合　生薑汁五合

右和煎三四沸去滓溫四五合服之中間進少食 醫心

方卷廿三治產後胷脇痛方第廿五葉卅一

血氣煩悶方

取生藕擣絞取汁飲一升未定更飲差止竹瀝亦得

外臺卷三十四葉十七 右二方並未舉卷數

療產後腹中絞刺痛不可忍方

當歸　芍藥　乾薑　芎藭各六分

右四味搗散以酒服方寸匕口筆原脫寸字據亞章本補日二服

療產後內虛寒入腹腹中絞痛下赤煩毒譫語見鬼羊肉湯方

肥羊肉一斤　當歸　甘草炙　芍藥各一分

右四味切以水一斗煮羊肉取七升煮藥取二升分服

療新產後腹中加弦常堅絞痛無聊方

蜜一升　當歸一兩

右一味末入蜜中煎融融耳遍令溫頓服外臺卷三十四葉十九右

三方並未考卷數

療產後患風虚冷氣腹内不調補益肥白悦澤方

澤蘭七分熬□字原脱熬字據鑒真本補 厚朴炙 人參 石斛 蕪荑人 續斷 防風 桂心各三兩 芎藭 白朮 柏子人 五味子 黄耆 遠志皮各四分 赤石脂六分 乾地黄六分 甘草六分炙

右十七味擣末蜜丸如桐子，以酒下二十丸至三十丸，日再。忌如常法。外臺卷三十四葉二十三右云未審卷數

療產後虚羸喘乏，或作寒熱狀如瘧，名為蓐損，猪腎湯方

猪腎一具去脂四破 香豉一升綿裹□字原脱綿裹二字據鑒真本補 白粳米一升

葱白（切一升）人參　當歸（各二兩）

右六味切以水一斗煮取三升去滓分服七合以意消息忌大肉熱麵蒜（外臺卷三十四葉二十四至二十五）

療後腹痛氣腹肋下妨滿不能食兼之微痢方

茯苓　人參　厚朴（炙各八分）甘草（炙）橘皮　當歸　黃芩（各六分）

右七味擣散以飲下方寸匕日三度漸加至一匕半

療產後下痢赤石脂丸方

赤石脂（三兩）甘草（炙六）當歸　白朮　黃連　乾薑　秦皮（各二兩）蜀椒（汗）附子（炮各一兩）

右九味擣篩蜜和爲丸○案蜜原作密據醫心方本改如桐子酒服二
十丸日三忌猪肉冷水海藻菘菜○案原脫猪至菜八字作忌如常法
據醫心方本改補　外臺卷三十四
葉二十六右二方並未詳卷數

療產後赤白痢臍下絞痛方

當歸　芍藥　地榆　龍骨　黃連各八分　艾葉八分
甘草炙八分　厚朴炙八分　黃芩　乾薑各六分
右十味切以水八升煮取二升半去滓分溫三服即差
止忌生冷油膩海藻菘菜猪魚肉○案原脫生至肉十一字作忌如常法據
醫心方本改補

療產後赤白痢臍下氣痛方

當歸炙 厚朴炙 黃連各十二分 豆蔻五枚去皮 甘草六分炙

右五味切以水五升煮取二升去滓分溫三服差止忌以常法 外臺卷三十四葉二十七至二十八 右二方並未著卷數

療產後卒患淋小便碜痛乃至尿血方

冬葵子一升 石韋去毛 通草各三兩 滑石四兩末湯成下 茯苓 子芩各二兩

右六味切以水九升煮取三升絞去滓一服七合差止

忌熱麵酢物 外臺卷三十四葉二十九至三十 右方未著卷數

療產後小便不禁方

取雞尾燒作灰醫心方作雞毛酒服方寸匕日二服醫心方作日三

无服字　外臺卷三十四葉三十一右方未卷數醫心方卷廿三治產後小便數方第卅三葉卅二下

療產後遺糞方

取故鷰巢中草燒末以酒下半錢匕治男子　外臺卷三十四葉三十七右方未詳卷數

療小產後陰道開不閉方

取石灰一升熬令能燒草以水二升投灰中適冷煖入水中坐漬須臾復煖坐如常法用之　外臺卷三十四葉三十八

右方未詳卷數

雜病

治月水腹痛方

當歸　甘草各八兩　芍藥　伏苓　桂心各十二分

以水六升煮取二升絞去滓分溫三服服別相去如人行六七里忌生冷海藻醫心方卷廿一治月水腹痛方第廿二葉十九至廿上

療崩中去血日數升方

龍骨研　赤石脂研各六分　烏賊魚骨　牡蠣熬　肉蓯蓉各五分　龜甲炙　芍藥　續斷各八分

右八味擣散飲服方寸匕日三漸加之加乾地黃十分佳

療崩中下血不止并主男子衄血方

取東南引桃枝三握細剉以水四升煮取一升頓服

未差更服良外臺卷三十四葉四十九至五十右二方未舉卷數

療帶下病方

芎藭七大兩熬令黃黑為散以酒服三錢匕外臺卷三十四

葉五十二右方未舉卷數

療苦產門癢無計方

蚺蛇膽研 雄黃研 石硫黃研 朱砂研 峭粉○案原有未詳兩字

小注據寧本刪 藜蘆 蕪荑各二分

右七味擣細篩重羅令調以臘月猪脂和如泥取故布

作篆子如人指長一寸半以藥塗上內孔中日一易○案

日原作目據寧本改易時宜以猪椒根三兩煮湯洗乾拭內藥

佳外臺卷三十四葉五十八至五十九右方未舉卷數

療陰下脫出方

皂莢去皮 半夏洗 大黃 細辛各四分 蛇床子六分

右五味擣散薄綃袋盛如指大內陰中日二易又以羊脂已煎者○案原脫已字據監本補遍塗上以鐵精傅脂上多少令調以火炙布令煖以熨之訖礬石酒服方寸匕日三服外臺卷三十四葉六十右方原未舉卷數

療婦人子藏挺出數痛洗方

蛇牀子一斤 酢梅十四枚

右二味以水五升煮取二升半洗痛處日夜十過良○案

右方醫心方引之
文稍異並录於右

療產後子藏挺出數寸痛方

虵床子一升　酢梅二七枚

切以水五升煮取二升半洗日夜十度醫心方卷廿三治產後陰脫方

第卌葉

卌一下

又方

烏頭炮　白及各四分

右二味擣散取方寸匕　以綿裹內陰中令入三寸腹內

熱即止日○案日熨宋本作月一度著明晨仍須更著以止爲度

外臺卷三十四葉六十一

右二方並未舉卷數卷

廣濟方卷四

霍亂

療霍亂吐痢藊豆湯方。案藊俗本作扁，據宋本熙寧本改，下同

藊豆葉切，一升。案原脫切字，據宋本、幽寫本補，已下同 香薷葉切，一升 木瓜一枚，切 乾薑一兩，切

右四味，以水六升，煮取二升五合，絞去滓，分溫三服，服別相去如人行六七里，並無所忌。

療冷熱不調，霍亂吐痢，宿食不消，理中丸方

人參八分 白朮八分 甘草八分，炙 乾薑六分 高良薑八分 桂心六分

右六味，擣篩，蜜丸，空腹以飲服如梧子大三十丸。案服原

作下並服如字據宋本魘寧本改補 日二服漸加至四十九老小以意減之忌生冷油膩生葱海藻菘菜桃李雀肉等物

療霍亂冷熱不調吐痢高良薑湯方

高良薑五兩木瓜一枚杜梨枝葉三兩 ○案小島氏校云尒雅甘棠郭注今之杜梨

右三味切以水六升煮取二升去滓空腹溫二服別如人行六七里無所忌 外臺卷六葉二至三

療霍亂腹痛吐痢方

取桃葉切三升以水五升煮取一升三合分溫二服 外臺卷六葉七

療霍亂不止方

取酢漿水三升煮取一升五合內米粉一抄攪調分二服々別相去如人行三四里 外臺卷六葉八下

療霍亂心腹痛煩嘔不止厚朴人參湯方

厚朴四兩 橘皮二兩 人參二兩 高良薑一兩 當歸一兩 藿香一兩

右六味以水七升煮取二升五合絞去滓分溫三服々別相去如人行六七里忌生冷粘膩 外臺卷六葉十五下 案右方医心方引之文稍異並录於左

療霍亂心腹痛煩嘔不止方

厚朴四兩 橘皮二兩 人參二兩 當歸二兩 藿香一兩 高良薑四兩

切以水七升煮取二升五合分溫三服忌生冷粘食

醫心方卷十一治霍乱心腹痛方第二葉七上

療霍亂吐痢轉筋欲入腹高良薑湯方

高良薑四兩 桂心四兩

右二味切以水七升煮取二升去滓分三服如人行四五里一服忌生葱生葱

療霍亂轉筋不止茱萸湯方

吳茱萸一升 甘草二兩炙 乾薑三兩炮 蓼子一把 亂髮一兩燒灰汁洗卸膩○案宋本无燒字又原脫灰至膩五字據宋本與章本補 桂心二兩

右六味切以水七升煮取二升三合絞去滓分溫三服

服別相去如人行六七里忌生葱海藻菘菜生冷粘膩

等

療轉筋方

取故綿多取釅醋甑中蒸及熱用裹病人腳冷更易勿停差止 外臺卷六葉十九至二十

吐下而汗出小便復利或下利清穀裏寒外熱脈微欲絕或發熱惡寒四肢拘急手足厥四逆湯主之方

甘草二兩 乾薑一兩半 附子一枚

右三味㕮咀以水三升煮取一升二合溫分再服強人可大附子一枚乾薑至三兩 已上千金方 若吐之後吸吸少氣及下而腹滿者加人參一兩 已上宋臣校注引廣濟 千金方卷二十

第十五

九種心痛

療九種心痛蛔蟲冷氣先從兩肋胷背撮痛欲變吐當歸

鶴蝨散方

當歸八分 鶴蝨八分 橘皮六分 人參六分 檳榔十二分 枳實六分炙 芍

藥六分 桂心五分

右八味搗篩為散空腹煑薑棗飲服方寸匕日二服漸

漸加至一匕半不利忌生葱生冷物油膩粘食外臺卷七第三

療諸虫心痛無問冷熱蛔虫心痛檳榔鶴蝨散方

當歸 桔梗 芍藥 橘皮 鶴蝨各八分 人參六分

桂心六分 檳榔人十分○案原脫人字據宋本熙寧本補

右八味，擣篩為散，空腹煮薑棗湯服方寸匕，漸漸加至二匕。不利。忌豬肉、生葱、油膩、小豆、粘食等。○案小島氏云案此与前療九種心痛方同止檳榔作枳實爲異

療蛔虫心痛積年久不差方

取苦酒五合，燒青錢二文令赤，安酒中，則取雞子白一顆，去卻錢，瀉著酒中，頓服之，差。無所忌。

主心腹攪結痛不止，仍似有蛔虫者，當歸湯方

當歸 橘皮 細辛 甘草炙 生薑各四分 大黃八分別漬

鶴蝨二分

右七味，切，以水六升，煮取二升，分溫三服，如人行四五里進一服。不利，利者，三日更作服之。忌海藻、菘菜、生菜。外臺卷七第四

主冷氣心痛，肋下肋鳴轉，喉中妨，食不多消。□案原脫多字，據宋本四庫本補常生食氣塞，食心頭住不下。桔梗散方

桔梗　當歸　芍藥　茯苓　橘皮　厚朴炙　白术各八分　華撥四分　甘草炙十分　檳榔人六分□案原脫人字，據宋本四庫本補　桂心六分　訶梨勒皮六分，炙

右十二味，搗篩爲散，空腹煮薑棗飲服方寸匕，日二服，加至一匕半。不利。忌生葱、猪肉、酢物、桃李、雀肉等。一方有枳

甯不用桔梗 外臺卷七葉八

治泄氣薏苡仁飯粥法

細舂其仁炊為飯，氣味欲勻，如麥飯乃佳，或煮粥亦好，自任無忌。大觀本草卷六薏苡仁條因經引葉六十三至六十四

療惡疰撮肋連心痛當歸湯方

當歸八分 青木香六分 白檳榔十顆，碎 案原脫白字，據宋本證類本補 麝香一銖，研

右四味，切，以小便一大升半，煮取六大合，去滓，下麝香末，分溫三服，服別如人行四五里進一服，微微利。忌生菜、熱麵、猪犬肉、粘食、蒜、陳臭物。外臺卷七葉九至十

療心痛癥塊硬築心氣欲絶當歸湯方

當歸　桔梗　芍藥各八分　厚朴十分，炙　橘皮八分　人參六分

高良薑十分　桃人五十枚，去尖兩人，日案原脫兩人二字，據宋本醫心方補　生薑八分

右九味，切，以水八升，煮取二升五合，去滓，分溫三服，服別相去如人行六七里，進一服，不利。忌豬肉、生冷、油膩、雞魚、粘食、小豆、大蒜。外臺卷七葉十至十一上

療卒中惡心腹絞刺痛，氣急脹，奄奄欲絶，瓜蒂散方

雄黃四兩，研　赤小豆四分，熬　瓜蒂三分

右三味，擣篩為散，空肚溫漿水服一錢匕，半日當吐，止不吐加至兩錢匕。忌生冷、油膩、粘食、陳臭等。

療卒中惡心腹刺痛去惡氣麝香散方

麝香一分研 生犀角二分屑 青木香二分

右三味擣篩爲散空肚以熟水服方寸匕立愈未止更服之不利忌五辛外臺卷七葉十五上

療又心○案又原作久據宋本暨高本改腹刺肋冷氣結痛不能食高良薑湯方

高良薑十分 當歸十分 橘皮八分 厚朴十分炙 桔梗八分 桃人五十枚去尖皮兩人○案皮原脫兩人皮碎三字據宋本暨高本補 生薑八分 訶梨勒五分

右九味切以水八升煮取二升八合絞去滓分溫三服服別相去如人行六七里再服忌豬肉生冷油膩粘食

小豆等 外臺卷七葉十八至十九

療心痛三十年不差月上旬殺虫雷丸鶴虱散方

雷丸八分 鶴虱八分 貫衆八分 狼牙八分 桂心八分 當歸八分 檳榔人八分○案原脫人字據宋本醫學本補

右七味擣篩為散空腹煑蜜水半雞子許服方寸匕日二服若重不過三服則差不利忌生葱生冷油膩猪魚小豆大蒜等 外臺卷七葉十九下

療心痛又心○案又疑攝之誤攝肋心悶則吐血手足煩疼食飲不入桃人丸方

桃人八分去皮尖兩人者○案原脫兩人並三字據宋本醫學本補 芍藥八分 訶梨勒

六分 甘草六分炙 延胡索四分 人參六分 檳榔人十四枚○集驗方脫人字據宋本監本未補

右八味擣篩蜜丸如梧子以酒空腹下二十丸漸加至三十丸日再服取快利忌海藻菘菜生菜熱麵蕎麥豬犬肉粘食 外臺卷七 葉二十一

療心腹中氣時時痛食冷物則不安穩及惡水桔梗散方

桔梗 茯苓各八分 枳實炙 人參 厚朴炙 芍藥 橘皮各六分 桂心五分 檳榔人八分○集驗方脫人字據宋本監本未補 麥門冬去心八分

右十味擣篩為散空肚煮薑棗飲服方寸匕日三服漸

加至一匕半並以茶飲下不利忌猪肉酢物生葱生冷

油膩小豆粘食麵並炙肉等物

療卒心腹痛氣脹滿不下食欲得瀉三兩行佳當歸湯方

當歸 茯苓 桔梗 橘皮 高良薑 檳榔人八分

分口案原脫人字據宋本醫方本補 生薑八分

右七味細切以水七升煮取二升三合絞去滓分溫三

服服別相去如人行六七里服訖利三兩行宜停後服

忌猪肉酢物生冷油膩魚蒜粘食小豆 外臺卷七葉二十五至二十六

右二方原出第十五卷中今並移入此卷

寒疝腹痛

療丈夫虛勞寒疝腹痛并主產後方

生乾地黃三兩 甘草炙二兩 茯苓二兩 人參二兩 當歸二兩 大棗十四枚擘○案原脫擘字據宋本與梁本補 白羊肉三斤去脂

右七味切，以水三斗先煮羊肉取一斗，去羊肉，內諸藥煮取五升，內葱白一把，煮取四升，絞去滓，分溫五服，服別相去如人行十二三里，後藥消進少食，食消服藥。忌蕪荑、海藻、菘菜、酢物，餘無忌。外臺卷七葉四十四

賁豚

賁豚氣在心，吸吸短氣，不欲聞人語聲，心下煩亂不安，發作有時，四肢煩疼，手足逆冷方

李根白皮八兩 半夏七兩洗 乾薑四兩 茯苓三兩 人參二兩 甘草二兩炙 附子一兩炮 桂心四兩

右八味切，以水一斗煮取三升，絞去滓，分三服，別相去如人行六七里。忌生葱、羊肉、餳、海藻、菘菜、油膩、酢物、生葱、粘食。

療賁豚氣在胃心迫滿支脅方。○案脅原作膀，據宋本熙寧本改。

生薑一斤 半夏四兩湯洗○案原脫湯洗字，據宋本熙寧本補 桂心三兩 人參二兩 甘草二兩炙 吳茱萸一兩

右六味切，以水一斗煮取三升，絞去滓，分溫三服，服別相去如人行六七里。不利○案原脫不利兩字，據宋本熙寧本補。忌生葱

熟麪羊肉餳粘食海藻菘菜外臺卷十二葉四十五至四十六右方醫心方引之

文稍吳並录同左

療賁氣在胸心迫滿支寄方

生薑一斤 半夏四兩洗 桂心三兩 人參二兩 吳茱萸一兩炙

右以水一斗煮取三升絞去滓分溫三服忌生菜麪

粘食醫心方卷九治賁豚方第六葉十三下

骨蒸

療骨蒸肺氣每至日晚即惡寒壯熱顏色微赤不能下食

日漸羸瘦方

生地黃三兩細切 葱白細切 香豉 甘草炙各二兩○案原作三兩据巡寫本

豉

童子小便二升

右五味切，以地黃等於小便中浸一宿，平晨煎兩沸，絞

去滓澄取一升二合，分溫二服，服別相去如人行七八

里。服一劑差止。不利○案利原作服，據醫寄本改 忌海藻菘菜蕪荑

熱麵猪肉油膩黏食等 外臺卷十三葉四至五 右方醫心方引之文稍異，並示次左

療骨蒸單方：肺氣盈至日晚即惡寒壯熱，顏色微赤，不能

下食，日漸羸瘦方

生地黃三兩切 葱白二兩切 香豉二兩 童子小便二升 甘草二兩炙

右地黃等於小便中浸一宿，平晨煎兩沸，絞去滓澄去

滓取一升二合，分溫二服。忌食熱麵猪肉油膩黏食 醫心

療痃氣骨蒸心忪熱悶風鱉甲丸方

鱉甲炙 芍藥 蝮蛇脯炙 大黃各八分 人參 訶梨勒皮熬 枳實炙 防風各六分

右八味搗篩為末蜜和丸如梧子以酒飲下二十丸漸漸加至三十丸日再服不利忌莧菜生菜熱麵蕎麥蒜粘食外臺卷十三葉十四 右方原在第二卷中

療瘦病每日西下弄色○案原作亦色據幽字本改脚手酸疼口乾壯熱獺肝丸方

獺肝六分炙 天靈蓋燒四分 生犀角屑四分 前胡四分 升麻四分 松脂五分 枳實炙四分 甘草五分炙

右八味擣篩蜜和丸如梧子空腹以小便浸豉汁下二十丸日再不利忌海藻菘菜生葱熱麺炙肉魚蒜粘食陳臭等物

療癭病方

天靈蓋一大兩炙 麝香半臍 桃人一大抄去皮 朱砂一兩半光明者 好豉一大升乾之

右五味各別擣篩訖然後摠和令調每晨空腹以小便半升和散方寸匕一服〇案醫心方作一匕差止不利忌生血物

〇案右方醫心方引之文略異多益銀為下

療癭病方

靈天蓋一大兩死人頂骨　麝香半劑　桃人一大抄去皮　生朱沙一兩半光明者　好豉一大升乾之

右五味各別擣篩訖然後攪和合調每晨空腹以小兒小便半升和散方寸匕一服忌生血醫心方卷十三治骨蒸方第十

四業三十

療腹脹癥病不下食方

柴胡　茯苓各十二分　枳實炙　白朮　人參　麥門冬去心　生薑合皮切各六分

右七味切以水六升煮取一升八合絞去滓分溫三服服別相去七八里喫一服不利忌生冷油膩小豆粘食

桃李醋物雀肉等

知母丸主瘦病及久瘧黃等方

知母、常山各三兩 甘草炙 大黃 麻黃去節 黃芩 杏

人各二兩去尖皮熬 蜀漆洗 牡蠣各一兩熬

右九味擣篩蜜和丸如梧子空心服飲下七丸忌猪肉

及莧酒麵服後心悶即吐是此病也候不唾更漸加兩

此方云是張文仲去漢公廣傳

丸日與諸人服神驗非一忌海藻菘菜生葱生菜等外甚

卷十三葉十六至十八

右四方並未著卷數

療婦人腹內冷癖血塊虛脹月經不調瘦弱不能食無顏

色狀如傳尸病方

麴末二升大麥蘗末二升〇案蘗原作糵據遐寄本改生地黃肥大者切三升
白朮八兩牛膝切三升桑耳剉三升金色者薑黃八兩當歸十四兩
生薑二升合皮切桃人杏人各二升去皮尖及雙人者熬近用加橘
皮八兩
右十二味並細切於臼中以木杵擣之次泥內瓶中以
物蓋口封之勿令洩氣蒸於一大石米中飯熟出之停
屋下三日開出暴乾擣為散酒飲服方寸一匕〇案原脫一字據遐寄本補
日二服漸加至一匕半不利初服十日內忌生
冷難消之物以助藥勢過十日外即百無所忌任意恣
口食之唯忌桃李若須桃李宜去朮若不能散蜜丸服

之亦得一服三十九日二服去病令人能飲食肥健好

顏色忌桃李雀肉蕪荑 外臺卷十三葉二十一至二十二

療瘦病伏連傳屍鬼氣疰忤惡氣方。案忤監字本作悮

斑猫去頭足熬。案斑原作班據監字本改 射干根各四分 石膽七分別研

桂心 牛黃各二分別研 犀角三分者骨 生人參二分 石斛

蜴一枚蜴炙 紫石七分別研 蜈蚣四寸炙。案寸原作十據監字本改 麝香少許別研

右十一味擣篩為散研相和每日空腹服一寸匕日三

服用井華水二合溫即頓服勿陷嗅與白米粥喫好覺

小便澀好次合藥勿使婦人小兒雞狗見忌熱麵果子

五辛酒肉生血生葱

療瘦病伏連辟諸鬼氣惡疰朱砂丸方

光明朱砂一大兩 桃人十枚去皮尖渡人者熬 麝香三分研

右三味研朱砂麝香令細末別擣桃人丸脂合和為丸如梧子其和不斂〇案斂宋作合據延寧本改 以蜜少許合成訖清飲服一七丸日二服不利惡生血物外臺卷十三葉二十四右二行至末行

十四卷中今移入此卷右方醫心方引立文稍異錄次下

療瘦病伏練諸鬼氣惡注朱砂丸方

光明朱砂一大兩碎 桃人七十枚去皮 麝香三分碎

右研朱砂麝香令細末後用桃人香砂為丸如其和不斂〇行字案斂旁原注云力驗反原也又良再反收也 以蜜少許合成訖

清飲服一七九日二服夜一服不瘥忌雞肉及辛 醫心方卷十三治傳屍方第十 十三葉二十四上

療卒中惡心腹絞刺痛氣急脹奄奄欲絕 已上本書

瓜蒂 赤小豆各一分 雄黃二分研

右三味擣下細篩一服五分匕稍增至半錢匕以酪服

藥 外已上集驗同 外臺卷十三葉二十六上

療初得遁尸及五尸經年不差心腹短氣方

鸛骨三寸炙 羊鼻二枚炙令焦 乾薑一兩 麝香二分研 蜥蜴一枚炙 斑貓十四枚去翅足熬 桑白三兩熬 巴豆五枚去心皮熬令黑 芫青二十枚去翅足熬 藜蘆一兩去蘆頭熬令黃

右十味擣篩蜜和丸空腹以飲服如小豆三丸日二服稍加至六七丸以知為度至利吐忌生冷油膩豬肉蒜粘食陳臭蘆筍一方無斑猫雞屎白巴豆芫青藜蘆

初得遁尸鬼疰心腹中刺痛不可忍方

青木香六分　丁香六分　鬼箭羽　桔梗　紫蘇　橘皮

當歸各八分　生薑十二分　檳榔十四分合子碎　桃梟十四枚去核　日案此當在

無去核兩字

~~初得~~右十味切以水九升煮取三升絞去滓分為三服日晚再以快利為度忌如藥法　一方無橘皮桃梟　外臺卷十三葉二十七

療傳屍骨蒸殗殜肺痿疰忤鬼氣卒心痛霍亂吐痢時氣

行步案此方与外臺卷三十一所引者有異文當互校之

碎

時氣鬼魅（○案外臺卷十三引作中小兒吐乳）瘴瘧赤白暴痢瘀血月閉症癖丁腫驚癇鬼忤

中人吐乳狐狸（○案狸原作魅據外臺本改又案狐狸上外臺卷三十一有大人兩字狐狸下有等病兩字）吃力迦（○案迦外臺卷三十作伽下同）丸方

吃力迦即白朮是（○案是下外臺卷三十一有也字） 光明砂（研） 麝香當門子（研） 訶黎勒皮 香附子（中白） 沈香（重者） 青木香 丁子香 安息香 白檀香

蓽撥（作■）舶上者（○案舶字原缺據外臺本補） 犀角各一兩（○案外臺卷三十一作屑各一兩又無光明砂已下諸小字） 薰陸香

蘇合香 龍腦香（各半兩）

右十五味擣篩極細白蜜煎去沫和爲丸每朝取井華水服如梧子四丸於淨器中研破服老小每碎一丸服之仍取一丸如彈丸蠟紙裹緋袋盛當心帶之一切邪鬼不敢近千金不傳冷水煖水臨時斟量忌生血肉臘

月合之有神藏於器中勿令洩氣出秘之忌生血物

桃李雀肉青魚酢等○案右方醫心方引之文有異並錄次左（外臺卷十三 三十一葉 十七同）

療傳屍骨蒸殗殜肺痿疰忤鬼氣卒心痛霍亂吐痢時氣鬼魅瘴癘赤白暴痢瘀血月閉痃癖丁腫驚癇鬼忤中人吐乳狐狸吃力伽丸方

吃力伽（白术是） 光明砂（研） 麝香（當門子） 訶梨勒皮

香附子 沈香（重者） 青木香 丁子香 安悉香 檀香 畢撥（波斯者） 犀角（已上各一兩） 薰陸香 蘇合香

龍腦香（已上各半兩）

右研擣篩極細白蜜前志沫（行準案前志沫疑為煎去沫之誤）和為丸

每朝取井華水服如梧子四丸於淨器中研破服之老少每服研一丸服之仍取一丸如彈丸蠟紙裹緋袋盛當心帶之一切邪鬼不敢近千金不傳冷水煖水臨時斟量忌五辛臘月合之有神藏於密器中勿令泄氣神効

醫心方卷十三治傳屍病方第十三葉二十四至二十五

白虎

療白帶方

犀角屑 當歸 芍藥各六分 牛膝 沈香 青木香

虎頭骨八分炙 麝香一分研 槲葉脉一握炙

右九味切以水六升煮取二升六合去滓分溫三服如

人行四五里進一服別加麝香末服之不利忌生菜熱
麪蕪荑蒜外臺卷十三 葉四十六

勞傷

療五勞七傷六極八風十二痺消渴心下積聚使人身體骨
潤服之多情性補益養精方

生乾地黃十二分 天門冬十分去心 乾薑六分 菟絲子十分酒漬二宿焙乾別擣○棗原脫子字據匯寧本補 石斛八分 當歸六分 白朮六分 甘草八分炙 肉蓯蓉七分 芎藭六分 人參八分 玄參六分 麥門冬十分去心 大黃八分 牛膝六分 紫菀六分 茯苓八分 防風六分 杏人八分去皮尖熬 麻子人八分 地骨皮八分 椒目三分去汗

右二十二味擣篩蜜和丸如梧子空腹酒下二十丸日再服漸加至三十丸忌鯉魚海藻菘菜桃李雀肉大酢蕪荑等外臺卷十七 葉九至十上右方无卷數

療臍下冷連腰胯痛食冷物即劇方

牛膝八分 當歸八分 黃耆八分 芍藥八分 厚朴六分炙 白朮八分 茯苓六分 人參六分 橘皮八分 訶梨勒皮熬八分 桂心六分

右十一味擣篩蜜和丸如梧子空腹酒服二十丸加至四十丸日再忌桃李雀肉生葱酢物

療腹中冷氣食不消腰胯冷痛者方

檳榔人八分 當歸六分 牛膝八分 芍藥六分 枳實八分炙 人參六分

桂心六分 芎藭六分 吴茱萸六分 橘皮六分

右十一味，擣篩，蜜和，丸如梧子，酒下二十九至三十九。若飲酒衝上頭面，宜煮薑棗湯下。飲服亦得。忌桃李、雀肉、生葱。外臺卷十七葉二十六至二十七上

療患腰腎虚冷，脚膝疼痛，背胕○案：胕原作腑，據宋本、幽寧本改中風氣，重聽丸方

石斛五分 五味子六分 牡丹皮六分 桂心四分 白术六分 丹參六分 磁毛石十分，研 芍藥四分 檳榔人十分 枳實六分，炙 通草六分 細辛四分

右十二味，擣篩，蜜和，丸如梧子，空腹以酒服二十九，漸

加至三十九日再忌生葱猪肉桃李生菜胡荽外臺卷十七葉
葉二十七

療下焦腰膝脇下結氣刺痛方

當歸六分 鼈甲炙八分 桑耳炙八分 禹餘粮研八分 白石脂八分

芍藥炙八分 厚朴炙六分 吳茱萸六分 茯苓六分 橘皮六分 檳榔人六分 人參六分

右十二味擣篩蜜和丸如梧子空腹以飲服二十丸日再加至三十九忌人菜○案丞作莧菜揭宋本幽亭本改酢物外臺卷十七葉二十八右方原未舉卷數

療虛勞百病腎瀝湯方

羊腎一具去脂切八片 茯苓三兩 五味子二兩 肉蓯蓉三兩 牛膝二兩
防風二兩 黄耆二兩 澤瀉二兩 五加皮二兩 地骨皮二兩 磁石六兩
桂心二兩
右十二味切以水一斗五升先煮腎取一斗去腎入諸
藥煎取三升去滓分溫服，服別相去如七八里久不利
春夏秋三時並可服之忌生葱酢物油膩陳臭 外臺卷十七葉
五十下
療陰痿不起滴瀝精清鍾乳酒方
鍾乳三兩研絹袋盛 附子二兩炮 甘草二兩炙 當歸二兩 石斛二兩
前胡二兩 薯蕷三兩 五味子三兩 人參二兩 生薑二兩 牡蠣二兩

熬桂心一兩 菟絲子五兩合 枳實二兩生○案原脱生字據宋本熙寧本補

乾地黃五兩

右十五味切以絹袋盛清酒二斗漬之春夏三日秋冬

七日量性飲之勿忌海藻菘菜猪肉冷水生葱蕪荑生

冷粘食等外臺巻十七葉五十三

療虛熱嘔逆不下食食則煩悶地黃飲方

生地黃汁六合 蘆根一握 生麥門冬一升 人參八分 橘皮六分

生薑八分 白蜜三合

切以水六升煮取二升去滓下地黃汁蜜分溫三服二

如人行四五里進一服不利慎生菜熱麵炙肉蕎麥猪

蒜粘食外臺卷三治壓熱方弟廿四葉四十二

諸痢

療赤白水穀冷熱等痢方

地榆六分 白朮五分 赤石脂七分研 厚朴六分炙 乾薑六分 熟艾四分 龍骨七分 甘草四分炙 黃連十分 烏梅六分熬 人參六分 當歸五分

右十二味擣篩為末蜜丸以米飲汁服二十丸如梧桐子大日三服加至三十丸忌海藻菘菜豬肉冷水等日案原脫忌至等十字據監亭本補外臺卷二十五葉二

療水痢及霍亂崔氏方同云冷痢食不消化及有白膿日

夜無節度但覺是冷悉主之方

白石脂 乾薑各八分

右二味擣篩為末以沸湯和少許麪薄糊和藥併手捻

作丸如食法下不止加乾薑八兩忌如常法

療水痢腹中氣方

茯苓八分 白龍骨研八分 訶梨勒皮八分 黃連八分 酸石榴皮

八分

右五味擣篩為末蜜丸空心以飲服如梧子大三十丸

日二服差止忌猪肉油膩生冷等○桑原脱忌至等八字據東洋寧本補

外臺卷二十五 葉四至五上

療冷痢青白色腹内常鳴其痢行數甚疎出太多此是冷痢宜服調中散方

龍骨　人參　黄連　阿膠炙　黄蘗各一兩

右五味擣篩為散煮米飲服兩方寸匕日再服○案再疑作兩

摘要字本補段若傳忌猪魚冷水蒜炙肉粘食○案至脱忌至食十字摘要字

本補　外臺卷二十五葉六至七上

右方醫心方引之文有異並錄於左

療冷痢青白色腹内常鳴行數疎出即太多調中散方

龍骨一兩　人參一兩　黄連一兩　阿膠一兩　黄蘗一兩

擣篩為散煮米飲服忌猪魚蒜炙肉粘食等醫心方卷十一

治冷痢方第卅

葉二十七下

療脾胃氣微不能下食五内中冷及微下痢方

白术八兩 神麴末五兩熬令香○案熬原作炒並脫令香二字據醫寀本補 甘草炙

乾薑 枳實炙各二兩

右五味擣篩蜜和丸空腹以溫酒服如梧子○案如梧子原作如梧桐子大據醫寀本刪二十丸日二服漸加至三十丸腹中痛者加當歸忌熱麵海藻菘菜桃李雀肉等○案原脫忌至等十二字據醫寀本補

外臺卷二十五葉十一至十二

療白膿痢方

甘草六分炙 厚朴十二分炙 乾薑 枳實炙 茯苓各八分

右五味切以水五升煮取一升六合絞去滓分為二服

日再服○案此字本无服字忌生冷油膩小豆粘食海藻菘菜酢

物等○案原脱忌至等十六字據此寅本補右方醫心方引之有文有小異录於左

療白膿痢方

甘草六分炙　厚朴十二分炙　干薑八分　枳殼八分炙　伏苓八分

切以水五升煑取一升六合分溫二服忌生冷油膩小

粘食海藻醫心方卷十一治膿血利第廿七葉二十六下

療心腹脹滿不能下食及痢白膿方

厚朴五兩炙　豆蔻五枚　甘草一兩炙　乾薑一兩

右四味切以水五升煑取一升五合絞去滓分為二服

日再忌生冷油膩海藻菘菜○案原脫忌至菜九字據此寅本補　外臺卷二十

五葉十三至十四上

療熱毒痢血甚痢行數甚數痢出不多腹中刺痛此是熱痢宜生犀角散方

生犀角末 酸石榴皮炙 枳實熬令黄 各三兩

右三味各異擣篩為散以飲服兩方寸○案方原作三據延享本改日再差值忌熱食物○案原脫忌字據延享本補又案右方醫心方引之文稍簡錄於左

療熱毒痢甚數出不多腹中刺痛方

生犀角末三兩 酸石榴皮三兩炙 枳殼三兩炙

擣為散飲服兩方寸匕日再忌熱食醫心方卷十一治熱利方第廿

一葉二十九下

療熱毒痢血片臍下絞刺痛方

升麻　地榆　倩根　黄芩各六分　犀角四分　生地黄八分

梔子七枚擘　薤白八分　香豉二合綿裹○案原脱綿裹二字據醫心方補

右九味切以水六升煮取一升五合絞去滓分溫三服

日再忌諸熱物○案原脱忌至物四字據醫心方補　外臺卷二十五葉二十

療血痢黄連丸

黄連　白龍骨炙　禹餘粮　伏龍肝各八分　代赭研

乾薑六分

右六味擣篩蜜和丸飲服三十丸加至四十

丸差止忌猪肉冷水熱食○案原脱忌至食七字據醫心方補

療痢鮮血方

蒨根〇案蒨原作茜據熙寧本改 黃連 地榆各八分 梔子十四枚

薤白切 香豉各八分 犀角屑六分

右七味切以水八升煮取二升分為三服日再忌猪肉

冷水〇案原脫忌至水五字 外臺卷二十五葉二十五

療久患痢不差瓜子礬散方

瓜子礬燒八分 麝香二分研 吳白礬燒六分 雲母粉五分 桂心

二分 龍骨六分 無食子七顆燒 黃連八分

右八味擣篩為散空腹以生姜汁和三錢匕服日再煮

薑湯下

療積年肘痢羸瘦面色痿黄方

石硫黄研 黄連各一两 艾一两 蜜一升

右四味以水二升先煮黄連艾取半升後内石硫黄末更煮三五沸即絞去滓又内蜜更煮三五沸下分為三服忌猪魚蒜冷水○案原脫忌至水六字據幽寧本補 外臺卷二十五葉三十四

療冷熱不調痢膿水方

人參 乾薑 枳實炙各四分 厚朴炙 龍骨 赤石脂

黄連 苦參各六分 黄芩五分

右九味擣篩蜜丸空腹以飲服如大豆十五丸日二漸加服者亦得○案原脫服至得四字據幽寧本補 外臺卷二十五葉四十一 右方原出第三卷

療百千種雜痢黃連湯方

黃連一兩　干薑一兩　艾一兩　附子一枚炮　蜀椒十四粒　阿膠如指大炙　切

切，以水五升，煮取二升五合，絞去滓，內膠，更上火煎膠烊，分溫三服。忌生冷、豬肉、蒜。醫心方卷十一治雜利方第十九葉二十四

五痔

療五痔方

生槐煎五分　皂角二兩炙去皮子　麝香研　鰻鱺魚炙左　雄黃研

莨菪熬　丁香　木香各二分

右八味，擣篩，以槐煎和丸，分為五丸，取一丸淨熟可一升

以來搖地埋之著一疊子於瓶上鑽疊子作孔內火瓶中灰蓋之然後內藥一丸燒之令安穩○案原脱之至穩四字據宋本熙寧本補以下部著疊孔上坐便通汗其盡一丸藥即止內痔以藥一丸內下部立効仍不及薰忌魚熱麵等

療五痔蝟皮散方

蝟皮炙 鼈甲炙 當歸各六分 黃耆 槐子 大黃各八分

蛇皮五寸炙 露蜂房熬五分○案熬原作炙據宋本熙寧本補 藁本

桂心各五分 猪後懸蹄甲十四枚炙

右十一味擣為散空腹以米飲服方寸匕日二漸加一匕半不利忌麵炙肉雞魚葱蒜○案原脱麵至蒜七字作五辛三字據宋本

血寧本補刪

療五痔下血不止方

槐子 五色龍骨 槲葉炙令紫色 乾姜 芎藭 當歸

茜根 吳茱萸各六分 白歛 附子炮五分 黃耆八分 大黃十分 猪懸蹄甲十四枚炙 髮灰四分

右十四味擣篩蜜丸空腹以飲服如梧子二十丸日二漸加至四十丸若利恐多以意減之忌生冷炙肉猪肉蒜〇案原脫生至蒜七字作忌五前法擬宋本血寧本刪補 外臺卷二十六葉二

療痔下血方

以蚰不問多少並煮肉消盡去滓用汁和婆羅粥著

少鹽食之大効一無所忌

黄耆丸方

黄耆 枳實炙各三兩 烏蛇炙 當歸 赤石脂各二兩 蝟皮二兩炙

右六味擣篩蜜丸空腹酒下如梧子二十丸日二服更不加減不利忌麵猪肉魚蒜陳臭物○案各脫不至物十一字據宋本熈寧本補 外臺卷二十六葉十上

療痔瘻疽瘡方

光明砂別研 麝香當門子別研 蚺蛇皮五月五日者熬

右三味等分研先以鹽湯洗拭乾於瘡上傅少許以散

[illegible]方二十五丁葉
引崔氏无平旦五字

傳上卷止 外臺卷二十六葉十八 右方未詳卷數

■ 諸蟲

療蛔蟲方

酸石榴根東引入土五寸者切二升 檳榔十枚碎

右二味以水七升煑取二升半绞去滓著少米煑稀粥

平旦空肚食之少間蟲並死○案並字作便據熙寧本改快利効驗

忌外臺卷二十六葉三十九並下○案 右方醫心方引之文有異並錄以下

治蛔蟲寸白方

取酸石榴根切二升入土七寸東引者檳榔十枚

碎切水七升煑取二升六合绞去滓著少米煑作

稀糜平晨空腹頓服食之少間蟲死快利差（醫心方卷七治蛔蟲方第十九葉二十三）

療白蟲以馬藺葉大於下部出不盡以刀截斷者令人漸

漸羸瘦石榴湯方

醋石榴根東引者一大攝。（案：攝原作搖，據照寧本改）蕪荑三兩 牽牛子半兩

末蕤

右三味以水六升煮取二升去滓分三服別和牽牛子

末每服以人行五里更服足快利白蟲死出忌生冷

猪魚牛肉白酒葵笋等此方神驗

又方

狼牙　白斂各四分　蕪荑六分

右三味搗篩，空肚以大酢和如膏，温頓服之，亦不利。案：

亦服亦不利三字據幽寧本補　無所忌　外臺卷二十六葉四十一至四十二

療蛔蟲寸白蟲方

檳榔人十二分○案：亦脫人字，據幽寧本補　當歸　鶴蝨　蕪荑熬

橘皮熬各四分　貫眾　雷丸各四分

右七味搗散，空腹煮大棗湯服方寸匕，日二服，漸加至

三匕，微利，無忌　外臺卷二十六葉四十九至五十

諸淋

療淋積年，諸醫療不能得損○案：損亦作愈，據幽寧本改　或十日五

日一發即有可時今年因病更頻數今二十日來不定。案原脫今字據聖濟本補方

滑石　冬葵子各八分　瞿麥　石韋各五分去毛　蒲黃六分

陳橘皮四分　芍藥　茯苓　芒硝各六分　子芩六分

右十味擣篩為散空腹煮後飲子服方寸匕日二服漸加至一匕半不利。案原脫不利二字據聖濟本補　忌熱麪炙肉醋蒜等

飲子方

桑白皮六分　通草　百合各八分　白茅根十分新者。案十原作一並脫新者二字據聖濟本補

右四味細剉以水四升煮取二升去滓溫下煎散藥○案

熙寧本无煎字口渴含之亦得也

療淋小便不通來六七日方○案原脫來字據熙寧本補

滑石五兩 通草三兩 瞿麥二兩 冬葵子一兩 茅根一升 石韋三兩去毛

芒硝二兩

右七味切以水九升煮取二升八合去滓內芒硝分溫

三服每服如人行六七里進一服以微利為度忌諸熱

食物○案原脫諸至物四字作忌炙煎據熙寧本補刪 外臺卷二十七葉一至二

療血淋不絕雞蘇飲子方

雞蘇一握 竹葉切一握 石膏碎八分 生地黃切一升 蜀葵子四分

雞蘇一把 竹葉切一把綿 石膏八兩碎 生地黃切一升 末湯成下

右五味以水六升煮取二升去滓和葵子末分溫二服

如人行四五里久進一服

療血淋小便磣痛方

雞蘇二兩 滑石五兩碎 生地黃半斤 小蘇根一兩 竹葉二兩 通草五兩 石膏五兩碎

右七味細剉以水九升煮取三升去滓分溫三服如人

行四五里進一服不利忌蕪荑熱麵蒜陳臭物○集驗 服不至

物十一字據千金十三至十四上

照亭本補 外臺卷二十七葉

治血淋方

車前葉搗取汁半升和蜜一匙攪合銷頓服之立差

醫心方卷十二治血淋方　廿九葉十四下

療熱淋小便澁痛方○案原脫小至痛四字據醫本補

車前草升切一　通草切三兩　葵根升切一　芒硝六分湯成下

右四味以水七升煮取二升絞去滓内硝分溫三服々別相去如人行六七里微利為度忌熱食外臺卷二十七葉十六案

右方醫心方引之文稍異並錄於左

療熱淋小便澁痛方

車前草升切一　通草兩三　葵根升切一　芒硝六分湯成

切以水七升煮取二升去滓内芒硝分溫三服忌熱食

此方又下寄
三方以

醫心方卷十二治五淋

方第十葉十六下

膀胱急妨

療膀胱急妨宜下氣昆布臛法

高麗昆布一斤白米泔浸一宿洗去鹹味以水一斗

煮令向熟擘長三寸闊四五分仍取葱白一握三寸

切斷擘之更合熟煮令昆布極爛仍下鹽酢豉糝調

和一依臛法不得令鹹酸以生薑橘皮椒末等調和

宜食粳米飯粳米粥海藻亦依此法極下氣大效無

所忌 大觀本草卷九海藻條
圖經引第十一下

小便不通

療下冷痢小便不通雞蘇飲子方

雞蘇一握 通草四兩 石韋一兩炙去毛 冬葵子一兩半 杏人二兩去皮尖 滑石二兩 生地黃四兩

右七味切以水六升煮取二升半絞去滓分溫三服如人行四五里進一服不利忌蕪荑熱麵炙肉蕎麦麵蒜陳臭物粘食等（〇案原脫不至等十九字據熙寧本補）

又方

冬葵子五兩 通草三兩 茅根四兩 芒硝二兩湯成下 茯苓三兩 滑石五兩

右六味切以水九升煮取三升去滓內芒硝分溫三服

服別相去如人行六七里忌炙肉熱食醋蒜等物○案原脫忌至物九字據幽寧本補

又方

茯苓二分 大黃六分 芍藥 當歸 枳實炙 白术 人參各二分 大麻人四分

右八味切以水六升煮取二升去滓分温三服要著芒硝亦得忌酢物桃李雀肉等○案原脫忌至等八字據幽寧本補 外臺卷二十七葉三十一至三十二

中惡

療卒中惡心腹刺痛去惡氣方

麝香研一分　青木香二分　生犀角二分屑○此藥次於麝香下醫心方無屑字又
右三味爲散空心熱水服方寸匕日二立効未已更作
不利○案原脫不利二字據幽齋本補　忌如常法外臺卷二十七葉一○案醫心方作爲散
空腹以熱水服方寸匕立愈　醫心方卷十四
治中惡方第二葉五上

蠱毒

療蠱毒方服此升麻散三四日後即服前光砂丸方
升麻　桔梗　栝樓各五兩
右三味擣爲散以熱湯洗所患人陰中不淨○案不淨原作耳以
濃汁服方寸匕日二服漸加至二匕內消不利○案原脫不利
二字據幽齋本補　忌粘食猪肉外臺卷二十八葉二十二上

墮傷

療從高墮下內損瘀血消血散方

蒲黃十分 當歸 乾薑 桂心各八分 大黃十二分 虻蟲四分

去足翅熬

右六味擣爲散空腹以酒服方寸匕日再漸漸加至一

匕半忌生蔥豬犬肉 外臺卷二十九 葉二上

療墮損骨肉苦疼痛不可忍方

故馬氈兩段其氈欲得故膩者於鐺中以酒五六升

著一抄鹽煮令熱即內氈於鐺中看氈熱便用裹所

損處冷即易之勿令久熱傷肉如是三五遍痛定即

止仍服止痛藥散即漸〻差

療男子虛勞墮傷內損吐血不止欲〻死面目黑如漆者悉

主之方

黄耆　芎藭　當歸　芍藥各三兩　甘草三兩炙　生薑八兩

右六味切以水九升煮取二升五合去滓分溫三服〻

別相去六七里不利忌生冷海藻菘菜豬魚〇案原脫不至魚

十一字據典寧本補外

臺卷二十九葉五至六上

廣濟方卷五

癧瘍風

療癧瘍風方

石硫黃研三兩　雄黃研一兩　硇砂一兩案硇砂宋本作硇　附子生用各二兩

右四味搗篩為散以苦酒和如泥塗癧瘍處乾即更塗以差為度外臺卷十五葉五十案右方醫心方引之方藥有異茲錄於下

療癧瘍風方

雄黃一兩　匋沙二兩　附子生三兩

右為散苦酒和如泥塗上醫心方卷四治癧瘍風第十八葉十九至二十

白癜風

療白癜風方

苦參三斤 露蜂房炙 松脂 附子炮 防風各二兩 梔子人五兩 烏蛇脯炙六兩 木蘭皮二兩○案原脫二兩二字據幽齋本補

右八味擣篩爲散一服一匕以酒下宜常喫蕪菁菜勿食雞肉猪肉冷水熱麵生菜

又方

黑油麻一大升 生地黃五大兩 桃人三十枚去兩人皮尖熬

右三味先退去油麻皮蒸之日曝乾又蒸之如此九度訖又曝取乾擣令極碎然後擣地黃桃人雜之即搜相和加少蜜令相著一服一匙日再服和酒喫空喫亦得

口案醍醐本作亦精 兼食諸肺尤妙忌蕪荑熱麵猪蒜油膩等

又方

礬石研 硫黃研

右二味等分酢和傅之 外臺卷十五葉五 十二至五十三

主下水氣若小便澀水腫氣妨悶不能食海蛤丸方

昆布洗 橘皮 赤茯苓 漢防己 海蛤研 郁李人

桑根白皮 澤瀉 漆炙 檳榔人 口案原脫人字 據熙寧本補 杏人

甘皮炙 各四分 大黃六分 葶藶子二十分微火熬令黃 口案熙寧本作二十分熬四字

右十二味擣篩蜜和丸飲服如梧子十五丸日二服加

至二十五丸以小便利為度忌醃熱麵炙猪大酢外臺卷二十葉三十九上

眼

療目赤痛○案痛原作病據宋本改及胎赤方醫心方同

以蜂蛤累置蜜二分鹽碌一分夜卧火炙煖著目眥三四日差止○案醫心方作以蜂蛤置蜜二分綠鹽一分和夜卧時火炙煖著目眥三四日愈

又方

猪膽和鹽碌五分點眥効○案醫心方作猪膽和綠鹽傅亦効外臺卷二十一葉六至七醫心方卷五治目胎赤方第廿三葉二十一

右二方无卷數

主令明目方

三月中取新杏人研脂絞取汁一升石塩兩大豆大

銅器盛之取銅古錢二七文浸之二七日綿注目中

夜洗眼用 外臺卷二十一葉十八上

療雀目地膚子丸方

地膚子五兩 決明子一升

右二味擣篩米飲和丸每食後以飲服二十丸至三十

丸

又療雀目至暮無所見者栢皮散方

老栢白皮四兩 烏梅肉二兩熬 細辛 地膚子各四兩

右四味擣篩為散每食後清酒服二方寸匕日三四服

並外臺卷二十一葉二十五
右二方並未詳卷數

療眯目甑帶灰方。案醫心方无甑帶灰三字

取少許甑帶燒作灰水服方寸匕立出。醫心方卷五引之草少石亦明方第卅葉三

療眯目不出深膚瞿麥散方

瞿麥 乾薑各二分

右二味為散以井花水服方寸匕日三不過三眯出

療眯目豬膏塞鼻方

以豬膏如半雞子果鼻孔中隨眯左右著鼻中以嗡

之即便仰卧須臾不知眯處

療麥芒入目不出方

煮大麦汁注眼中即出良。案醫心方煮下有取字无良字餘同■外臺卷二十一葉三十三至三十四右四方未舉卷數右方●醫心方卷五治稻麦芒入目方第廿九葉二十五

療客熱衝眼赤痛淚出決明湯方

決明子 升麻 梔實炙 柴胡 黃芩 芍藥各一兩

梔子十四枚 竹葉一升 車前草切四升。案原脫切字據惠本補 甘草一兩炙

右十味切以水九升煮取二升五合去滓內芒硝溫服

分為三服忌海藻菘菜

療先服石熱衝上眼赤方

黃連 苦參 槐子各八兩 蕤人 決明子 黃芩各五

分。案五分作二兩據惠本改 麥門冬六分去心 萎蕤 大黃各六分

右九味擣篩蜜和丸如梧子食後以蜜水下二十至三十丸忌猪肉 外臺卷二十一葉三十六

右二方並未著卷數

耳

療耳聾方

生地黃長一寸半肥者 杏人七枚去皮熬令黃色 巴豆七枚去皮熬令黃 印成鹽二顆 髮灰半錢匕

右五味擣碎研堪丸如棗核大用髮薄裹內耳中以物推入〇案原脫以至入四字據外臺本補日一易耳內當痛有水出即去之當直以綿塞耳、內黃水出痛甚不得更著若未差還依前著藥取差 外臺卷二十二葉十一至十二上

療耳聾不得聞人語聲方

松脂四分 巴豆二分去皮心熬 麻子人二分 臘二分 薰陸香一分 石塩二分

右六味擣為膏丸，如棗核大，内耳中，三日一易，取差。外臺卷二

十二葉 元差數

一至二葉右二方

療風聾三十年無所聞方

草麻子三分 杏人四分熬 桃人四分去皮熬 巴豆一分去皮熬 石塩三分 附子一分炮 薰陸香一分 礬石四分研 菖蒲四分 臘一分 通草二分 松脂二兩半

右十二味先擣菖蒲石塩礬石通草附子 [illegible] 本无子字 薰

陸香成末別擣草蔽子等四味乃内松脂臘擣一千杵可捻作丸如棗核大綿裹塞耳中日四五度抽出別捻之三日一易以差爲度外臺卷二十二葉七至八右方未載卷數

療耳鳴塞耳丸方

巴豆二枚去皮熬　桃人二枚去皮熬　松脂大豆許

右三味擣作二丸綿裹塞耳中

療耳鳴沸鬧方

吳茱萸　巴豆去皮熬　乾薑　石菖蒲　礬石　細辛各一

右六味擣末以鵝膏和少許以綿裹塞耳中以鹽五升

布裹塞之，以駿耳門，令其煖氣通入耳內，於後易之。如此數用，差後常以亂髮卷以塞耳中，慎風。外臺卷二十二，葉九至一十

右二方並未舉卷數

療聤耳痒有膿不止菖蒲膏方

菖蒲一兩 狼毒 附子炮 磁石燒 礬石熬汁盡，各一兩

右五味，擣篩，以羊髓和以為膏，取棗核大塞耳中，以差為度。

療聤耳膿血出方〇案醫心方聤作亭，餘同

取車轄脂綿裹塞耳中，差。〇案醫心方卷五治聤耳方第四葉六，作取車轄脂塞

耳中出膿血急

以下六頁

療聤耳方

黄連　龍骨　白斂　赤石脂　烏賊魚骨各等分

右五味擣末以綿裹塞耳中每着以綿纏杖子蘸藥 外其六

卷二十二葉十一 右三方並未本卷數

療耳卒疼痛求死者方

菖蒲　附子各一分

右二味末以麻油和以點耳中立止 外其卷二十二葉十三 右方无卷數

療虫入耳腫不聞人語聲有膿血出方

黄耆四分　乾薑一分　蜀椒一分

右三味擣末以生地黄擣取汁和用綿裹如棗核大塞耳

下二方入前

中日三夜一以差止 外臺卷二十二葉十四 右方未本卷收

療耳膿水通耳礬散方

吴白礬八分燒汁盡 麻勃一分 青木香二分 松脂四分

右四味擣末先消松脂然入藥口案然宋作後摘熙寧本改又入熙寧本作八

末可丸如棗核淨拭以塞耳中取差

療通耳膿水出方

吴白礬八分燒令汁盡末 花臙脂四十枚口案花上原有紅藍二字據宋本熙寧本刪

右二味和粉淨拭耳中以粉粉之每拭然後著藥口案熙寧本无後字 外臺卷二十二葉十三至十四右二方未本卷收

療耳鳴或聾法酒方

菖蒲一斤 通草一斤 礜石一斤泥裹燒碎

右三物切以絹袋盛清酒二斗浸之春夏三日秋冬五日溫服三合漸加之至五合以下丸藥亦甚良

療兩耳腫膿水出不聞人語聲方

黃耆 升麻 犀角屑 梔子仁各六分 玄參八分 乾薑 芍藥 人參各四分 大黃八分 青木香 黃芩 芒硝各六分

右十二味擣篩蜜和丸食後少時以枸杞根湯下二十丸漸增之已四十丸爲常

療兩耳腫方

青木香 防己 芍藥 玄參 白斂 大黃 芒

硝　黄芩各八分　赤小豆十分　紫葛八分

右十味擣散以楡木白皮擣汁和之塗布帛上貼腫取消外臺卷二十二葉十六至十七右三方無未本卷數

齒

療牙疼巴豆丸方

巴豆十枚去皮心熬研如膏　大棗二十枚取肉　細辛一兩末

右三味相和研爲丸以綿裹著所疼處咬之如有汁唾吐却勿咽入喉中日三度外臺卷二十二葉二十六右方未本卷數

療齒痛及蟲疼石膽傅方

取石膽研以人乳汁和以傅齒痛上或孔中日三兩

療止痛從生齒百日後數齒生止每以鹽汲水漱令淨

外臺卷二十二葉二十八

右方未著卷數

療牙齒疼痛牙齗腫痒齒根宣露方

肥松節四兩 細辛二兩 蜀椒二兩 胡桐律四兩

右四味切以清酒四升煮十沸承熱含之冷即吐却更

含差止

療牙疼齒痛方

取槐白皮切一握

右一味以酢一升煮去滓著鹽取少許適寒溫含日三易

外臺卷二十二葉三十一右二方未著卷數案右方

之醫心方大觀本草並引之文亦互異今並錄如下

治牙痛方

取槐白皮切一握醋三升煎取二升去滓内塩適

寒温含之三五日即定也 醫心方卷五治牙齒痛方第六十六葉四十九

療牙齒疼痛

取槐樹白皮一握切以醋一升煮去滓着塩少許

寒温含之日三易之 大觀本草卷十二槐皮條葉十下

療䘌齒石黛散方

五月五日乾蝦蟇燒灰石黛甘皮各等分擣末以傅

齒上取差

療䘌齒及口疳虫食紫藍灰方

取紫苣燒作灰以塗傅之日三五度取差為度

療䘌齒并虫積年不差從少至老方

雀麥一名牡姓草似牛尾草一味苦瓠葉三十枚淨洗露一宿平旦取草屈長二寸廣一寸厚五分以瓠葉裹縛作五六十裹子以三年醋漬之至日中以兩裹火中炮令極熱內口中齒外邊熨之冷更易取銅器以水內中解裹於水中洗之即有虫長三寸老者黄色少者白色多即三二十枚少即一二十枚此方甚妙 外臺卷二十二第三十三 右三方均未著卷數

療齒齲痛方

療齒䘌痛方

五月五日蝦蟇燒作灰　石黛　甘皮　細辛　白雞屎

麝香　乾薑　熏黃

右八味各等分，以薄綿裹少許，內虫齒孔中，日三易之

差。外臺卷二十二第三十五　右方未見卷數

療插風齒齗肉欲盡根出恐是疳虫食齗及耳鼻疳痛方

石黛五分　細辛　棘刺　菖蒲　香附子　當歸　青

木香　胡桐律　乾薑各四分　青葙子六分

右十味擣為散，以半錢匕綿裹，就齒痛處含之，日停差

止服後九方一方無細辛有雞舌香

丸方

苦參八分　大黄　黄芩　枳實各六分　地骨皮六分　玄參八分

黄連八分

右七味擣篩蜜為丸食後少時以漿水服一十五丸日

再服至二十丸增減自量之忌蒜麺猪肉外臺卷二十二葉三十八

右二方未年卷數

療風齒口氣臭芎藭湯方

芎藭三兩　當歸三兩　獨活四兩　細辛　白芷各四兩

右五味切以水五升煮取二升去滓含漱日三五度取

差。○案醫心方卷五治齒敗臭方第六十三云芎藭二兩　當歸二兩　獨活四兩　細辛四兩　白芷四兩以水五升煮取二升去滓含之　葉四十七

齒敗口臭方

取芎藭一味含之 外臺卷二十二葉三十八至三十九右二方未考卷數

療牙齒疼痛風蟲俱差方

獨活 防風各四兩 芎藭 細辛 當歸各四兩 沈香八分

雞舌香 零陵香各五兩 黃芩 升麻各八分 甘草六分炙

右十一味擣篩煉臘少許丸如小豆以薄綿裹當痛上

含有汁嚥亦無妨口臭氣尤妙

療齒痛不問蟲風者方

熏黃一兩 莽草一兩 臘月羊脂 蜀葵莖兩枝 ○案枝原作枚據熙寧本改

右四味擣熏黃莽草為末消羊脂中以蜀葵莖蘸脂點藥末注

齒痛處孔中日三五度每含漿[?]差拡[?]用之良

療牙齒疾虫痛含湯方

肥松脂（三兩） 皂莢一枚（去皮子炙令黄） 石塩（七枚）

右三味切以水二升煮取八合去滓温含冷吐之即差

止（外臺卷二十二葉三十九至四十右三行均未擧卷數）

療齒牙風挺出疾痛郁李根湯方

郁李根（五兩） 芎藭（二兩） 細辛（二兩） 生地黄（四兩）

右四味以水六升煮取二升半去滓先以塩湯漱口然

後温含之冷即吐更含取差（外臺卷二十二葉四十四 右方未擧卷數）

脣

療紫屑水銀膏方

水銀 熏黃研 青礬研 苦參各二兩末 絳緋方三寸○案原作一方撮

宋本並亭本脫亂髮一雞子大 細辛三兩末

右七物以緋裹髮用豬油一斤蠟二兩○案蠟並亭本作臘下同先

煎苦參細辛以緋髮消盡入水銀石二藥及蠟候膏成收

凝定以傅病上取差為度水銀和石藥兩味研令盡入

煎之

療紫屑瘡久不差石硫黃膏方

石硫黃研 白礬燒 朱砂研 水銀 麝香 黃蘗末各一分

右六味和水銀研於瓷鉢中以水銀盡用臘月豬脂和

如泥先拭淨然以塗之〇案原脫然以二字據四庫本補日三五以差

為度甚良外臺卷二十二葉四十九右方未舉卷數

口

療口瘡煎方

龍膽　黃連　升麻　槐白皮　大青各二兩　苦竹葉一升

白蜜半升

右七味切以水五升煮取一升去滓下蜜煎之塗口瘡

差

療口舌生瘡含煎方

升麻　大青　射干各三兩　梔子　黃蘗各一兩　蜜八合

薔薇白皮五兩 苦竹葉切一升 生地黄汁五合 生玄參汁五合 無用乾者二兩

右十味切以水六升煮取二升去滓入生地黄汁蜜煎成一升以錫细細含之取差即止

心脾中熱常患口瘡乍發乍差積年不差方

升麻八分 大青 枳實六分炙 甘草炙六分 苦參七分 黄連八分 生乾地黄八分

右七味擣羅蜜丸以水服二十丸日再忌如常法 外臺卷二十二葉四十一至四十二

右三方均未有卷數

療瘡蟲蝕唇鼻齒口及餘處皆効方

石硫黄研 乾漆熬 文蛤燒作灰

右三味各等分絹篩之每用減取胡桃大麝香棗核大

研和先拭上惡物血等然後傅之○案此方本無後字 日三 外臺卷二

十二葉 六十一

咽喉

療咽中生瘡吐血不下食方

生地黄五兩 青竹茹 玄參 雞蘇各二兩 茯苓 升麻

麥門冬去心各三兩

右七味切以水八升煮取二升五合去滓分溫三服服

相去人行七八里里不限多服令細細咽亦得忌生冷

熱麵炙肉油酢　外臺卷二十二
葉二十

瘰癧

瘰癧丸方

鸛骨　鯉骨並炙　射干　玄參　升麻炙　青木香　沈香　犀角屑　丁香　羚羊角屑　丹參　甘草炙各四兩分　人參　沙參各三兩　獺肝六分　連翹六分　光明砂二分研

右十七味擣篩蜜丸以飲服十五丸日二服漸加至三十丸空腹服之不利〇案原脫不利二字據醫心方本補　忌生冷油膩血食蒜酢熱肉海藻菘菜粘食陳臭生血物等

瘰癧方

連翹 射干 玄參 芍藥 青木香 芒硝 朴

麻 梔子人 柴前胡 當歸 甘草炙 大黃各二兩

右十二味切以水一斗煮取三升分三服、別相去如

人行六七里快利忌生冷豬肉海藻菘菜蒜酢 ○ 案原脫生至

酢十字作忌同前方據迎宮本刪補

外臺卷二十三葉二十五

療瘰癧息肉結硬薄方

白歛 甘草炙 青木香 芍藥 大黃各三兩 玄參三兩

右六味擣為散少減以少酢和如稀泥 ○ 案泥原作糊據迎宮本改

塗故布貼上乾易之勿停忌豬肉五辛熱肉飲酒熱麪

等

瘰癧結核含消散方

黃耆七分 玄參八分 連翹 人參 升麻 青木香

伏苓 蒼耳子 甘草炙 朴硝 桂心各四分 枳實炙 去

熬大黃 羚羊角屑 麥門冬去心各五分 鼠粘子 苦參

各九分

右十七味擣篩丸如梧子以酒下十九日夜三四○案原作日三夜四據醫寧本改漸加至二三十丸以知為度忌生冷猪肉海藻菘菜酢生葱蒜陳臭等○案原脫生至等十五字作忌同前方據醫寧本刪

補 外臺卷二十三

葉二十七

瘻

瘿瘤有九種不過此方

芜青四十枚去首足羽碎○案原作四足兩字餘脱據證類本草補　海藻八分洗○案原作寒洗下有一字據證類本刪　崑布八分洗　雄黄八分研　狸骨三分炙　牡蠣四分熬

地膽二十枚熬　青木三分

右八味擣篩為散酒服一錢匕日二服病從小便出矣

烟筋忌生冷粘食猪魚肉陳臭物　外臺卷二十三葉三十四至三十五

治瘿有九種○案證類本草作五種　不過此方

取芥子擣碎以水及蜜和滓傅喉上下乾易之　大觀本草卷二十七芥條葉十五

療瘿久不差方

巴豆一兩（去皮）　大棗一枚

右以水五升，煮取一升，絞去滓，更煎，分稍稍傅瘡上，日三。（醫心方卷十六治引　僧方第十六葉卅二）

癰疽

療癰疽排膿散方

黃耆十分（膿多倍）　青小豆一分（熱口乾倍）　芎藭三分（肉不生倍）　芍藥三分（痛不止倍）　白斂三分（有膿不合倍）　栝樓三分（若渴小便利倍）　甘草三分（炙）

右七味為散，酒服方寸匕（○案寸原作十，據幽寧本改），日三服，不利

忌海藻菘菜熱麵魚蒜等（一方無白歛甘草）

療發癰疽拔膿散方

人參二兩當歸二兩桂心二兩芎藭一兩厚朴一兩炙甘草一兩炙

防風二兩白芷二兩桔梗一兩

右九味擣篩為散以酒服方寸匕日二服不利若瘡未

合常服之忌生葱菘菜海藻生葱蒜 外臺卷二十四葉八至九

療癰腫膿潰○案膿原作腫據此宋本改 内服藥外宜貼膏方

松脂一斤鍊者豬脂三合椒葉一兩白蠟三兩虵銜一兩黃耆一兩

芎藭一兩白芷一兩當歸一兩細辛一兩芍藥一兩

右十一味切以水先煎脂蠟烊盡○案蠟此宋本作臘 内諸藥三

上三下白芷色黃膏成用薄故帛可瘡大小塗膏貼上

日夜各一

療癰腫膿潰瘡中有紫肉硬不消以此散先頭內蝕之方

石硫黃二分研 馬齒礬石二分熬原作一分據此宋本改 漆頭蘭茹一分 麝香二分研

雄黃二分研 雌黃一分研 白礬二分熬令汁盡 丹砂二分研

右八味擣篩為散攪令調熟以傅瘡中瘡惡肉上貼膏

日二易外臺卷二十四第十二案右方原出第三十卷中今移入此卷

犀角丸治一切毒腫癰乳發背服之止痛化膿為水遂大

小便出神效方

犀角十二分 升麻一兩 大黃五分 黃芩五分 防風一兩 當歸一分 黃

耆 支子人 乾薑 黃連 人參 甘草炙各一兩

巴豆廿三枚去心皮熬

凡十三物，治下篩，以蜜和丸如梧子大，空腹以飲服十丸，日二三，行快利，常服為微痢。忌生菜、熱麵、酢、蒜、海藻、猪肉、笋、黏食。医心方卷十五治癰疽未膿方第二葉十六

内消散丸，是癰疽皆宜服之方

赤小豆一升，熬，内酢中，往還七返 人參二兩 甘草二兩 瞿麥二兩 白蘞三兩 當歸二兩 黄芩二兩 脂苓二兩 防風一兩 黄耆三兩 薏苡人三兩

升麻四兩

十二味，治服方寸匕，日三夜二，長服取差。醫心方卷十五治癰疽未膿方第二葉十五右方，原出千金，云廣濟方同之。

治癰疽膿血不止，疽中空虛疼痛，排膿内補散方

防風一兩遠志一兩當歸二兩黃耆一兩白芷一兩甘草一兩桔梗一兩通草一兩厚朴二兩人參一兩桂心一兩附子一兩赤小豆五合蒺藜一兩伏苓一兩

凡十五味物冶合篩末食溫酒服方寸匕日三夜一醫心方卷十五治癰疽有膿方第三葉廿三至廿四 右方亦出集驗方 云廣濟方同之

療鐘乳及五石等發背毒熱方

黃芩三兩 白鴨屎五合 白蘞一兩 香豉五合

切水六升煮取二升分溫三服醫心方卷十五治癰發背方第四葉廿八

療熱毒腫方

取牛腸胃燒為灰以大酢和如泥塗上乾易醫心方卷十六

治拔腫方第六葉十三下

漆瘡方

療漆瘡方

煮椒湯洗頻三五度又嚼糯米敷上乾即易之頻四五度即差忌热麺肉飲酒外臺卷二十九葉三十七案後一方醫心方引之文較簡並录之於下

療漆瘡腫痛方

嚼糯米傅上四五度差忌熱麺飲酒醫心方卷十七治柒瘡方第十二葉二十五

月蝕瘡

療月蝕瘡方

自死青蛙一枚燒作灰（○案原脫作字據幽齋本補） 母猪蹄一枚（燒灰） 甘草末

救月杖（燒灰）

右四味等分蜜和塗瘡上日二差止

又方

五月五日乾蝦蟇一枚（燒灰） 石硫黃一兩（研○案硫原作疏據小島氏校）

（一本改）礬石（令汁盡）一兩熬

右三味為散以敷瘡上日二差止（小兒耳後瘡同用 外臺卷二十九葉四十一至四十二）

疣贅疵黑子

瘰疬贅赤黑疵痣黶穢瘤疽息肉疣结瘤等神効灰煎方

炭灰三升湯拌令濕徹以熱湯漬令半日後則還以湯淋之。案原脱則字據幽齋本補稍稍點湯不得太速下即灰汁不驗候汁下得三二升即内一小鐺中煎令一兩沸即别取一大兩石灰。案原脱大字據幽齋本補風化者為佳恐中濕者須熬令極熱内灰汁中和煎以杖箄攪之勿住手候如煎餅麵少許細細取成膏急瀉著一瓷器中攪令冷不然須臾乾燥不堪用常候此煎十分有一分堪久停但有傷損肉色須臾變赤黑色痛如火燒狀若灸瘢發燃即肉痛凹為効候。案原脱即至候七字據與寧本補經二十日餘痂自然脫落無瘢痕。欲衝風冷遠行貼烏膏亦神効痂亦易落痛未差間忌小豆藿外縱有瘢亦不已出烏膏在二十四卷中○行淬案烏膏二字原大書蓋指王氏外臺二十四卷中也

滅瘢痕

療人面瘢痕滅之方

取白雞以油脂和水煮小麥令熟飴以飼雞三兩日大肥安雞著版上作籠籠之七日莫與雞食空飼清水七日取豬脂去脈膜切噉飼如食糞皆凝白開收煖水取塗瘢上十度平復舊欲用塗以麤篙布揩微

赤黯黯訖然後塗之男女俱用効也

療人面及身瘡瘢不滅方

鷹屎白　爛腐骨　原屎白減分各四　麝香二分

右四味研令如粉以葛布揩令赤微黯黯以脂和敷之

日二度差止　外臺卷二十九葉五十四

丁腫

療丁腫毒氣數藥差方

白馬牙燒於〇案於原作赤肉米酢中更燒依前十遍〇案酢原並脫依至遍四字據巡宇本改補

附子生用末〇案原脫末字據巡宇本補　雄黃研　半夏末〇案原脫末字據巡宇本補

右四味各等分少減〇案少減原作爲末據巡宇本改　以臘月豬脂

和如泥封腫上一兩遍即差根爛其腫當頭〇案原脫根至頭六字據照事本補先以針刺至痛處然可封藥〇案然原作後即據照事本改

効

又方

爛棘刺三枚反勾者丁香七枚並燒令煙斷以末滿月猴子糞和塗腫上乾易之三兩度根爛差

又方

車轄脂　白鹽　蕪菁根　釜底墨等分末〇案原脫末字據照事本補

右四味等分末和以臘月猪脂敷上以醋及水和傅

之並得○案此寫本无醋字並原作赤據又脫和傳之三字並據此寫本改補

療丁腫封藥後宜常服散方

亂髮急團一升許○案原作雞子大三字據此寫本改反向棘針燗者二升露蜂

房一升蛇脫皮一升絳緋闊赤○案原作一緋尺據此寫本改

右五味分作五分以緋裹之用麻急纏之於炭火上燒

如煙絕斷即收勿令作白灰末以酒和空肚服方寸匕

日二夜一差止不利忌生麻子小豆蒜豬肉羊肉魚蒜

油膩麵等○案原脫不至等十九字據此寫本補

又方

半夏生用 石灰等分

右二味擣末以敷瘡上 甲集外臺卷三十 葉十九至二十

療丁腫犯之重發方

青羊糞一升

右一味以水二升漬少時煑兩沸候取汁一升頓服無

所出 外臺卷三十 葉二十三

惡瘡

飛黃散療諸惡瘡腫方

曾青　雌黃　白礬石　磁石　雄黃　丹砂各一兩

右六味各細研依四方色以藥置色處曾青東方丹砂

南方白礬石西方磁石北方雄黃中央瓦雍二枚以黃

泥下再三遍使厚五六分以雌黃屑著下合所諸藥著

上後以半雌黃屑覆上以泥密塗際勿令氣泄上以泥厚

○案上原作土 據幽宰本改 一宿如常且火無火用二年陳蘆作樵

中調火以新布沈水中覆釜上乾復易九十沸止若日

暮七十七沸亦足止太熟一斛米飯頃○案頃原作項 據幽宰本改

發出藥恐肉青黑乾不復生汗無露以土釜二枚如

上法也 外其差三十葉二十四 右方原出第三十一卷中

癘瘡

療癘瘡久不差方

豆豉熬令極乾為末先以泔清洗瘡拭乾以生麻油

和之塗傳上〇案原脫塗字又傳原作敷據此宋本改補差以油單片裹

之三日開未差更塗差止〇案右方醫心方引之文稍略並錄於下

瘰瘑久不差方

取豉熬為末以柑清洗干拭又和麻油塗上以故

油衣裹三日開醫心方卷十七治瘑瘡方第十三葉二十八上

療諸瘑瘡經年依手搔瘙痒引日生不差瘡久則有疽虫

藜蘆膏方

藜蘆六分 黃連八分 礬石熬汁盡 松脂 雄黃八分研 苦參六分

右六味擣以厚絹下之〇案下原作篩據此宋本改 用豬脂二升煎

之候膏成去滓入雄黃礬石末攪令和調待凝以敷之

服石生瘡
石氣發熱身体微腫面上瘡出方
寒水石以冷水於椀中研令汁濃將塗瘡乾即點勿停 醫心方卷廿治服石面上瘡方第十九葉十六下

諸瘡經年或搔之汁出不生痂百藥療不差悉主之瘑疥痔 ○案痔恐作痒 據幽齋本改 頭瘡亦効麄瘡者起瘡便生白膿是也黃爛瘡者起瘡淺但出黃汁若肥瘡是也侵淫瘡者淺瘡黃汁出兼搔之漫延長不止也瘑瘡者苦著手足相對痛痒圻裂 ○案圻恐作拆小豈汛 校云拆疑拆據幽齋本改 春夏隨差

又方

剉羊桃枝葉

右一味水煮以洗之三四度 外臺卷三十葉四十三右 三方並未辛出卷數

疥癬

療疥癬惡瘡方

石硫黄六两白礬十二两熬並於瓷器中研以烏麻油和稠調如煎餅麪更熱研敷之搔炙瘡瘢上摩一二百下乾即移摩之取差 外台卷三十葉四十九

蟲傷

療蠱蚍嚙方

取慈孤草擣以薄之即差其草似燕尾者是 口案似此寧本作力以大效 外台卷四十葉五案右方醫心方引（大觀本草並）之文異录如左

治毒蚍嚙方

取慈孤草根擣薄之即差其草生水中如燕尾大効勿輕 醫心方卷十八治蜈蚍螫人方卅六葉卅七下

治毒虵嚙方。案深數本嚙作噬

菰蔣草根灰取以封之其草似鷰尾是大觀本草卷十一菰根條葉十五上說數正本草卷十一葉十六

療蜘蛛咬方

取生鐵衣以醋研取汁塗之差上衣用醋研取汁塗之。案醫心方卷十八治蜘蛛齧人方第卅五葉卅三作取生鐵

蜘蛛咬作瘡頻頻療不差方

取龍膽草擣汁泥封之日二三傅。案孫脫傳字據熙寧本補毒

化作膿、出頻著句停

又方

棗葉 栢葉各五月五日採陰乾 生鐵衣 晚蠶沙

右四味各等分擣散以生麻油和如泥先灸咬處塗之

差（外臺卷四十葉十二）

療蠍螫毒方

擣蒜塗之

又方

半夏以水研塗之亦止○案醫心方亦止作立差餘同

又方

咒曰一名蔿枝一名擣〻傳他籬落螫他婦兒毒氣

急去不出他道你愚癡急〻如律令（外臺卷四十葉十五下）

又方

塗黃丹之右半夏及此方並出醫心方卷十八治蠼螋人方第卌四葉卌二

療蠼螋尿繞腰欲死方

取敗蒲扇煮汁塗之○案醫心方蒲作蒱煮下有取字塗作洗餘同

又方

萹豆葉檮塗之○案醫心方作取萹豆葉檮塗之立效外臺卷四十葉二十右二方五卷二字未刻據宋本此字本補入五卷二字故入此卷中醫心方卷十七治蠼螋瘡方第十五葉三十一

療蠼及蜘蛛嚙方

麥蘖子四分 蛇床子四分 菟絲子四分 鹽四分

右檮篩和三年驢醋丸泥塗瘡上日三醫心方卷十八治螺蠼瘡方第卌九葉卌四至卌五

疝

療疝氣核腫疼方

黃耆　桃人去尖皮熬　山茱萸　五加皮　檳榔人各八分　牛膝六分　茯苓六分　蓯蓉八分　五味子十八分　人參　續斷各六分　桂心八分　遠志去心　石南各五分　海藻洗八分　玄參十分　枳實炙六分○案原脫炙六分三字據醫心方本補　龍骨八分　葶藶子二十分熬

右十九味搗篩，蜜丸如桐子大，酒服三十丸，日二，漸加至四十丸。忌熱麪、生葱、大酢、粘食等物。○案原脫忌至物十一字據宋本醫心方本補

療腎虛疝氣腰膝冷疼陰囊腫痒狐陰丸方

狐陰炙枚一 木香 蒺藜子 膃肭臍 昆布各六分

牛膝 菟絲子酒漬各八分 桃人去尖皮熬 石斛各十分 檳榔人十枚

右十味擣篩蜜和丸如梧子大空腹以酒下二十丸至三十丸日再服忌熱麵蕎麥猪魚粘食等物外臺卷二十六葉二十三

金創

療金瘡生肌破血補勞消瘡輕身紫葛湯方

紫葛三握細剉之以順流河水三大升煮取一升二

合去滓空腹分三服若冷以酒一大升水二升和煮

取一大升不利○案原脱不利二字據聖惠本補

外臺卷二十九葉二十一

廣濟方巻十

温瘧

療温瘧漸漸羸瘦欲成骨蒸常山湯方

常山三兩 車前葉一握 甘草二兩炙 獮猴骨三兩炙 烏梅肉二兩

天靈蓋一兩燒作灰末 驢糞汁三合

右七味切以水六升煮五味取三升去滓下糞汁天靈蓋末分三服微吐不利忌生葱生菜海藻菘菜麪粘食等

療温瘧常山丸方

常山 烏梅肉熬 豉 天靈蓋燒各六分 知母 朱砂

蜀漆　大黄各四分

右八味擣篩蜜和丸如梧子空腹以温酒下二十丸至三十丸日三服並未發前服不吐利忌生葱生菜生血等物外臺卷五葉十五至十六

廣濟方未分卷

神明膏主諸風頑痺筋脉不利疥○案疥原作瘵據四庫本改癬諸瘡痒方

前胡　白朮　白芷　芎藭並切　椒去目　吳茱萸各一升　附子三十枚去皮切　當歸　細辛　桂心各二兩切

右十味以苦酒漬一宿令浥浥然以成煉猪膏一斗微火煎十沸以來九上九下候附子白芷色黄絞去滓膏成病在外摩之在内以酒服棗核大疥癬等瘡皆摩之並去諸風痛亦摩折傷被打等外臺卷三十一案三十三右方各本原卷數

阿魏藥煎方

阿魏四分 豆蔻人七顆細研 生薑十二分 人參八分 甘草八分炙

鱉甲十二分炙 藕汁十二升 訶黎勒七枚去核 牛膝半斤 白蜜一升 地黃汁十二升

右十一味下地黃等汁并次下藥末微火煎攪勿住攪候如餳於不津器盛每取一匙酒和服之

鹿角膠并療五勞七傷四肢沈重百事不任協協無力○案協協原作怯怯據熙寧本改昏昏欲睡身無潤澤腰疼頑痺脚弱不便不能久立胸脇滿腹中雷鳴春夏手足煩熱秋冬腰膝冷疼心悸○案熙寧本無悸字健忘腎氣不理五藏風虛并悉療之

方

鹿角膠二大斤，擣碎，作四分，於鍾錛中熬令色黃。○案：二下原脫大字，又脫鍾字，錛原作鐺，並據延字本改補。

紫蘇子二升，以酒一升研濾取汁。生地黃一斤，取汁。生薑一斤，取汁。黃牛酥一升。○案：酥原作酥，據延字本作酥。白蜜三斤。

右六味，先煎地黃汁、蘇子汁、生薑汁等二十餘沸，次下酥、蜜，又煎三五沸，次以鹿角膠末下之，攪令相得，膠消盡，煎即成矣。以瓷盛之，空腹以酒調二合服之，日再。此藥補五藏，益心力，實骨髓，生肌肉，理風補虛，耳聰目明，腰腳甚效，驗。一兩劑，彊健反。○案：彊健原作彊徒，據延字本改。人於披覽十倍，勝於常時。○案：原脫人於兩字及勝字，並據延字本改。忌羊血蕪

姜○案忌已下五字原小注依例改大書下同

主冷氣益氣力溫中下氣蒜煎方

剥了蒜二升 牛乳五升 牛膝一大斤末

右三味以蒜內牛乳中煎之候蒜消盡攪勻任手下牛膝末煎成於器中貯之食前以酒和兩匙服忌羊血

地黃煎主婦人丈夫血氣勞骨熱日漸瘦悴方

生地黃汁二升 甘草三兩炙末 豉心一升 葱白切一升 牛酥半斤 蜜○案此寒本作牛酥 藕汁二升 白蜜一升

右七味以小便六升煮葱豉等取二升絞去滓次下地黃藕汁更煎取三五沸下酥蜜攪勻任手候似稀餳以

器貯之，每服一匙，漸至三匙，或煎桑枝熱煎湯調和服

之尤妙。桃人湯 外臺卷三十一葉三十六至三十七右四方並未舉出卷數

主脾胃中熱渴，欲得飲，飲水不下食方

伏苓四兩 甘草二兩 石膏五兩 地骨白皮三兩 茅根切一升

切，以水八升，煮取二升五合，絞去滓，分溫三服，忌熱麵、

熱肉、海藻、猪、蒜。醫心方卷六治脾病方第十二葉十八上

療腹冷氣不能食，及少氣，調中丸方

人參五兩 伏苓五兩 甘草五兩 白朮五兩 干薑四兩

擣篩，蜜和為丸，空腹溫酒服如梧子卅丸，日二夜一，有

益盡更合，不飲酒，煮大棗飲下。不利，忌海藻、桃、李、雀肉。醫心

方卷九治少氣
方第四葉十一

療冷氣不能食及少氣調中丸方

人參五兩 伏苓五兩 甘草五兩 白朮五兩 乾薑四兩

搗以蜜和丸空腹溫酒服如梧子卅丸日二夜一不飲

酒者大棗汁飲下 醫心方卷九治寒冷不食方第十一葉二十四

面皯

療面皯方

雄黃七分 雌黃五分並以綿裹於漿水中煮一日 光明砂 密陀僧五分

內豬脂中煮殺煮訖法用○案宋本密作蜜 真珠三分研末○案宋本作末研 消石三分

白殭蠶三分 白及三分 茯苓五分 水銀五分研令消盡 和藥末

右十味各研如粉訖相和又研之令勻少減取和豬脂面脂攪令調每夜用澡豆將漿水洗去粧向衛及火外臺卷三

十二葉十一至十二
右方未本卷數

療澡豆洗面去皯䵳風癢令光色悅澤方

白朮　白芷　白及　白斂　茯苓　藁本　萎蕤

薯蕷　土瓜根　天門冬　百部根　辛夷人　栝樓　藿香　零陵香　雞舌香各三兩　香附子　阿膠各四兩炒　白麵三斤　棟子三百枚　澡豆五升○案原作華豆據宋本監寧本改

皂莢十挺去皮子

右二十二味搗篩以洗面令人光澤若婦人每夜以水

和漿塗面（○案漿原寫本作將）至明溫漿水洗之甚去面上諸疾

外臺卷三十二葉四十八

右方原未著出卷數

頭髮風

療頭風白屑痒髮落生髮主頭腫旋悶蔓荊子膏方

蔓荊子一升 生附子三十枚 羊躑躅花四兩 葶藶子四兩 零陵香二兩 蓮子草一握

右六味切以綿裹用油二升漬七日每梳頭常用之若髮稀及禿處即以鐵精一兩以此膏油於瓷器中研之摩禿處其髮即生也 外臺卷三十二葉二十六

右方原未著卷數

療頭風白屑生髮白令黑方

浮木子五升未識以九月九日已前採路時擣末去子 鐵精四兩 零陵香二兩

丁香子二兩

右四味細切以絹袋盛用生麻油二升漬經二七日洗頭訖每日塗之方驗外甚老三十二葉三十八至三十九右方医未本卷數

生髮

生髮方

蓮子草汁一大升 熊白脂一合 大豬鬐膏一合 生麻油一合 柏白皮切三合 山韭根切三合 瓦衣切三合

七右味以銅器煎之○案銅原作桐據宋本並寅本改 候膏成去滓收貯每欲梳頭塗膏令頭肌中髮生黑

生髮膏方

細辛 防風 續斷 芎藭 皂莢 柏葉 辛夷人各一兩八銖 寄生二兩九銖 澤蘭 零陵香各二兩十六銖 蔓荊子四兩 桑根汁一升 韭根汁三升 竹葉切三合 ○案原作六合據宋本熙寧本改 松葉切六合 ○案原作六升據宋本熙寧本改 烏麻油四大升 白芷六兩十六銖

右十七味以苦酒韭根汁漬一宿以綿裹煎微火三上三下白芷色黃去滓濾以器盛之用塗摩頭髮日三兩度 外臺卷三十二葉三十三下 右方爲末本卷數

小兒

療小兒驚癇體羸不堪療子母五癇煎方

釣藤二分 知母 子芩各四分 甘草炙 升麻 沙參各三分

寒水石六分 蚱蟬一枚去翅炙 蜣蜋三枚炙

右九味擣篩以好蜜和薄泔著銅鉢於沸湯上調之攪不停手如飴糖煎成稍稍別出少許一日兒啖之一枚棗核大日夜五六過服不妨五六日兒啖之三枚一百日兒啖四枚二百日兒至三百日兒啖五枚三歲兒啖七枚以意量之 外臺卷三十五葉十六上 右方未知出處數○行準案大觀本草卷十四釣藤條圖經引云又廣濟及崔氏方療小兒驚癇諸湯飲皆用釣藤皮今本方不爾

療小兒五驚夜啼龍角丸方

龍角 黃芩 大黃各二分 牡丹皮一分 蚱蟬一枚炙 牛黃

小豆大五枚

右六味擣篩蜜和丸如麻子少小以意增減之甚良外臺卷三十五葉二十七至二十八 右方未本卷數

療少小及大人腹中宿食積成癥癖兩脅妨滿氣息喘急不能食面黃日漸瘦腹大脹硬不除百病紫雙丸方

代赭研 丹砂研 大黃各八分 青木香 當歸各五分 桂心四分 犀角屑三分 巴豆六分去心皮別擣〇案原脫去至皮擣五字據幽寧本補

右八味擣篩蜜和丸如梧子大人小兒量之十歲兒服大豆二丸六歲者小豆許二丸以下臨時斟酌要瀉病出為度久病日一丸以微泄而已不在猛瀉忌如常法

療小兒疳癖發腹痛不食黃瘦鱉甲丸方

鱉甲炙 郁李人各八分 防葵 人參各五分 訶梨勒皮七顆

大黃四分 桑菌三分

右七味擣篩蜜丸大小量之以酒飲乳服五丸至十丸

外臺卷三十五葉三十一至三十二 右二方並未本卷數

療小兒心腹滿喫食不下地黃飲子方

生地黃汁三合 生薑汁三合 訶梨勒皮四分末 白蜜一匙

右四味相和調勻分溫服之微利尤良 外臺卷三十五葉三十六右方原未本卷數

療小兒霍亂心腹刺痛吐痢方

茯苓 桔梗 人參各六分 白朮五分 甘草炙 厚朴各四分炙

右六味切以水六升煮取六合去滓溫服之

療小兒霍亂嘔吐不止方

人參六分 厚朴三分炙 陳倉米三分

右三味切以水三升煮取七合去滓分服之 外臺卷三十五葉三

十六至三十七二方並未詳卷數 右

療小兒天行壯熱欬嗽心腹脹妨方

人參 甘草炙各一分 生地黃 麥門冬去心 茅根各六分

右五味切以水二升煮取七合去滓以意量之分溫與

服忌如常法

又方

麥門冬去心 茅根各六分 甘草炙 人參各二分 紫菀 升麻

貝母 竹瀝各二分

右八味切以水二升煮取八合分服忌如常法外臺卷三十六

葉七右二方並未本卷數

療小兒瘵方

取地皮燒灰一錢匕和冷水服之

又方

取驢軸下垢膩刮取和麪作燒餅與喫以差止外臺卷三

十五葉九右二方並未本卷數

療小兒熱極病小便赤澀或不通尿輒大啼呼滑石湯方

滑石十六分 子芩十四分 冬葵八分 車前草切一升

右四味以水二升煮取一升一歲至四五歲服一合日再服甚良 外臺卷三十六葉十二 右方未詳卷數

療小兒赤白痢腹痛方

赤石脂 龍骨 地榆 黃連各四分 厚朴炙 人參各三分 當歸 乾薑各三分

右八味擣散以飲汁服半錢匕日再服之蜜丸以乳汁下三丸至七丸亦佳此方甚妙 以意量之

療小兒客忤白痢方

不六小兒熱毒痢の方下に

已下の方退後

退以

人參六分 厚朴六分炙 甘草四分炙 茯苓四分 桔梗四分 梁州櫸

皮八分炙○案櫸上恐脫梁州二字據醫心方補

右六味切以水三升煮取一升量其大小可一合為度

以差止忌如常法 外臺卷三十六第十五 右二方並未詳卷數

療老小一切痢久成癖方

白龍骨六分 黃連 白石脂 雞矢白熬 胡粉熬 茯苓

阿膠四分炙

右七味擣篩蜜丸以飲汁下五丸漸加至七丸十丸大

小增減服之 雞矢一作雞屎

療小兒癖痢渴瘦方

退役

退風

取椿木根乾之末粟米擣汁煮飲汁○案擣原作壽益服者飲汁三字據熙寧本改補

右二味以蜜和作丸服五丸至七丸十丸以差為度

療大人小兒久痢成疳方

豉三升 蔥白一握 桃葉一握 鹽二十顆 苦參五寸 青黛一抄

右六味切以水三升煮取一升二合去滓仰卧灌下部

中極妙

療小兒痢困垂死方

益母草

右一味煮食之取足○案原脫足字據熙寧本補 差止甚妙○案原脫甚妙二字據熙寧本補

外臺卷三十六 文異見下

葉十九至二十右四方並未本卷數右方大觀本草引

以下の方入上欠

療小兒疳痢垂困者垂死者

取益母草煮食之取足瘥止甚佳大觀本草茺蔚子條圖經引葉

三十九上

療小兒熱毒膿血痢方

羚羊角 地榆 阿膠 赤石脂 黃連 當歸各八

分 吳藍 苗根 甘草炙各六分 黃芩五分

右十味切以水六升煮取二升半量大小服之甚妙

療小兒熱毒血痢方

犀角十分 地榆六分 蜜三分 地麥草五合

右四味切以水三升煮取二升去滓量大小服之

又方

葱白三兩 香豉三合 梔子綿裹七枚 黄連一兩

右四味切以水二升煮取九合去滓分服

療下鮮血方

取梔子人燒灰末水和一錢匕服之量其大小加減

服之 外臺卷三十六葉十六至十七 右四方並未舉卷數

療小兒顱開不合方

防風六分 白及 柏子人各四分

右三味擣末以乳汁和塗顱上以合為度 外臺卷三十六葉二十四至二十五右方未舉卷數

療小兒臍汁出不止兼赤腫白石脂散方

以白石脂一兩研成粉熬令溫以粉臍瘡甚良（外臺卷三十六葉二十六右 方未詳卷數）

療小兒丹毒方

青藍汁五合 竹瀝七合

右二味相和分為二三服大小量之一合至三合（外臺卷三十六葉二十八至二十九右 方未詳卷數）

療小兒頭面生熱瘡方

黃連 蚍床子 黃蘗各八分 胡粉四合

右四味擣散以麻油和塗瘡遍敷之佳（外臺卷三十六葉三十一至三）

十二右方未本卷數

療小兒風癇浴湯方

柳木空中屑二升 蒴藋根切二升 鹽二合 櫨木切一升

右四味切以水二斗煮取一斗入鹽以洗浴數爲之以善止

療小兒壯熱隱癇已服湯丸不清宜服竹瀝湯方

淡竹瀝一升二合 葛根汁五合 牛黃豆粒三顆研

右三味相和與兒服一歲至五六歲一合至三合五合再服以意增減之 外臺卷三十六葉三十五至三十六右方未本卷數